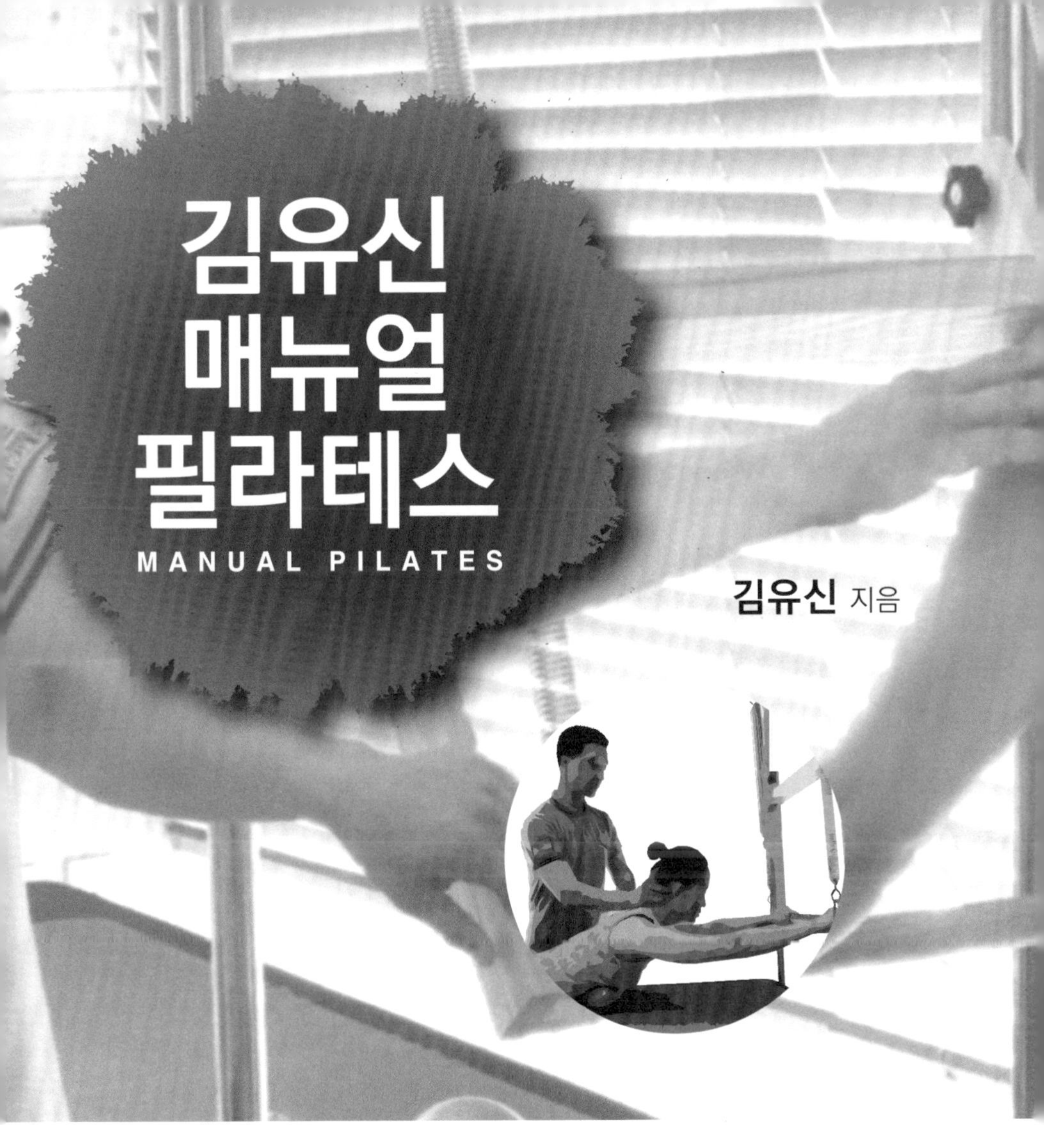

김유신
매뉴얼
필라테스
MANUAL PILATES

김유신 지음

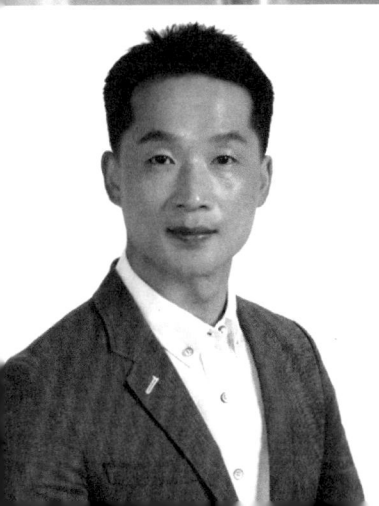

"당신은 건강하고 활기찬
삶을 누릴 수 있습니다."

척추교정, 마사지, 물리치료...
수동적인 관리에 지치셨습니까?

능동적인 자가이완과 필라테스는
스스로를 치유합니다.

기지개미디어

나는
매뉴얼 필라테스로
건강에 대한 가치를
깨달았다

-원리와 신념 편-

기지개척추학교 김유신 대표의

건강한 삶, 그리고 깨달음

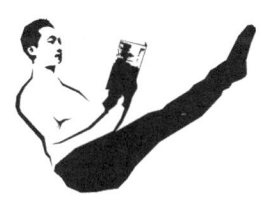

미루는 일은 대부분

영원히 이뤄지지 않는다.

또한 생각만으로 이룰 수 있는 것은 아무것도 없다.

이루고 싶다면 지금 당장 움직여 결과를 만들라.

당신의 건강 역시 오늘부터 시작해야 결과가 나타난다.

-김 유 신-

" 건강코치 김유신 한국메뉴얼필라테스협회장의 삶과 깨달음 "

☺ '머리말' 무명이어도 좋아 / 11

Ⅰ. 매뉴얼 필라테스

♛ 제1장. 한국매뉴얼필라테스협회의 출발 / 14

♛ 제2장. 김유신 매뉴얼필라테스 협회의 방향 / 21

♛ 제3장. 김유신 매뉴얼필라테스 협회 후기 / 23

♛ 제4장. 필라테스의 핵심은 조절 / 27

♛ 제5장. 필라테스 다이어트 코칭 프로그램 / 32

♛ 제6장. 신경가소성과 성공가소성 / 35

♛ 제7장. 김유신의 KMPA가 특별한 이유 / 41

♛ 제8장. 일반적인 무엇을 특별하게 만든 KMPA의 비밀 / 47

♛ 제9장. 김유신의 굿볼 코칭 후기 이야기 / 53

♛ 제10장. 김유신 필라테스 원리 〈1〉 중심 / 58

♛ 제11장. 김유신 필라테스 원리 〈2〉 정확성 / 62

♛ 제12장. 김유신 필라테스 원리 〈3〉 집중 / 67

♛ 제13장. 김유신 필라테스 원리 〈4〉 호흡 / 70

♛ 제14장. 김유신 필라테스 원리 〈5〉 흐름 / 74

♛ 제15장. 김유신 필라테스 원리 〈6〉 조절 / 78

♛ 제16장. 김유신의 기지개 건강법 / 81

♛ 제17장. 창조론적 관점에서 건강법을 만들다 / 84

♛ 제18장. 골반교정에 대한 굿볼 필라테스 후기 / 87

♛ 제19장. 인생의 터닝포인트, 그것은 위치선점! / 90

♛ 제20장. 천재 작가 김유신, 응원합니다 / 94

II. 건강과 삶, 그리고 성공

♛ 제21장. 승리의 전리품 / 97

♛ 제22장. 깨달음을 책에 담아 백 년 유산을 남겼다 / 102

♛ 제23장. 난 꿈꾸는 소년 김유신이다 / 106

♛ 제24장. 삶의 원리 1. 질문 / 110

♛ 제25장. 삶의 원리 2. 시선(마음) 두기 / 115

♛ 제26장. 삶의 원리 3. 힘 빼기 / 119

♛ 제27장. 삶의 원리 4. 우선순위 / 125

♛ 제28장. 능동적 시간관리 / 131

♛ 제29장. 원리부터 파악하고 실천하라 / 136

♛ 제30장. 삶의 전투력을 향상시키는 것 / 141

♛ 제31장. 김유신이 말하는 실천력 / 145

♛ 제32장. 김유신이 말하는 자가동기부여 / 149

♛ 제33장. 김유신의 성공 입학허가서 / 152

♛ 제34장. 김유신이 말하는 꿈의 설계 / 155

♛ 제35장. 조셉 필라테스 조절학의 의미 / 160

♛ 제36장. 조화로운 어울림 / 166

♛ 제37장. 비빌 언덕을 졸업하고 내 언덕을 만들다 / 171

♛ 제38장. 사랑하는 내 아내에게 / 175

♛ 제39장. 사랑하는 내 두 아들에게 / 180

♛ 제40장. 당신도 삶을 바꾸고 싶은가? / 186

♛ 제41장. 정답과 오답 / 190

♛ 제42장. 최고의 자기계발은 책 쓰기였다 / 192

♛ 제43장. 당신도 책으로 리더의 위치에 서라 / 196

Ⅲ. 필라테스 실천력

♛ [건강법 실기 1] 호흡법 / 201

♛ [건강법 실기 2] 골반 운동/ 208

♛ [건강법 실기 3] 견갑골 운동 / 212

♛ [건강법 실기 4] 척추 운동 / 215

♛ [건강법 실기 5] 헌드레드 / 217

♛ [건강법 실기 6] 롤링 / 220

♛ [건강법 실기 7] 사이드 레그 리프트 / 222

♛ [건강법 실기 8] 스완 / 224

☺ '맺음말' 변화를 원하면서 변화하지 않는 인생 / 226

[머리말]

무명이어도 좋아

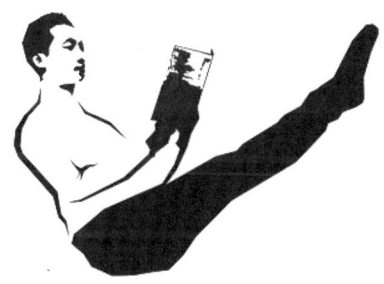

무명이어도 좋아.

"무명이어도 좋아"라는 히즈 윌이 부른 찬양이 있다.

"우리의 이름이 평생 무명이어도 좋아
하나님만 드러나는 하나님만 보게 되는
주님이 일하시는 그런 찬양을 한다면
우리의 이름은 평생 무명이어도 좋아"

나의 첫 책의 제목을 고민하다가 "김유신 매뉴얼 필라테스"라고 정하고 나서 더 큰 번민에 빠졌다. 하나님을 알기 전의 과거는 어두운 면이 많다. 그 은혜 안에 있으면서도 죄 많은 사람이기에 민낯이 드러난다면 어디든지 숨어야 할 것이다.

내 이름을 걸 만큼의 능력이 있던가? 부끄럼 없이 살아왔는가? 이런저런 의문들이 쏟아지기 시작했다.

책 내용에는 하나님을 찬양하는 고백도 들어있는데 나로 인해 하나님의 영광이 가리어지진 않을지 걱정이 되었다.

역설적이게도 책 제목엔 내 이름을 걸었는데 요즘 " 무명이어도 좋아"라는 찬양을 많이 듣게 되었고 자꾸 귓가에 울린다.

내가 하나님의 이름에 먹칠을 하고 영광을 가린다면 차라리 나는 무명이어야 한다. 세상에 이 책이 나오는 순간 거룩한 멍에를 메어야 하고 작은 실수라도 그분의 영광을 가릴 수 있기 때문이다.

지금부터 나의 말 한마디와 한 줄의 글들은 그냥 스쳐 지나지 않을 것이다. 어떤 영향력을 가질지 상상할 수 없기 때문에 조심하고 또 삼가야 하는 부담감이 있다.

그런데 짊어진 짐의 무게가 결코 무겁지 만은 않은 것 같다. 좋으신 하나님께서 절대 나 혼자서 감당하라고 내버려 두지 않는다는 그 사실을 믿기 때문이다. 책을 쓰면서 왜 책을 써야 하는지 알았고 내가 원하는 다양한 성공의 길을 완성할 수밖에 없는지를 깨닫게 되었다.

성찰!

끊임없는 자기 검열과 자기반성, 미래지향적인 긍정적 사고들이 이어지고 나를 발전시키고 있는 것을 매일 느끼고 있다. 그러니 성공은 아무것도 아니다. 선한 영향력으로 어떻게 사람들을 섬기고 유익을 줄지가 문제인 것이다.

어떤 이는 하나님을 믿는 마음이 성공 후 변질되기도 한다. 하나님께서 성공을 가져다주신 것인지도 모르고 자신이 했다고 하나님을 자신의 성공 도구로 활용하는 이들이 있다. 내가 기도하는 것은 변질되지 않고 영원토록 하나님의 사랑으로 몸이 아프고 힘든 분들을 섬기고 복음을 전하는 것이다.

이 책은 그 출발선이고 확실한 징표가 될 것임을 믿는다. 이 책을 읽는 모든 분들이 건강을 회복하고 하나님과 함께하는 삶이 되기를 희망한다.

2018년 4월 24일
집필실에서 김 유 신.

한국메뉴얼필라테스(KMPA)협회장 김유신 대표의 삶과 깨달음 제 1 장
한국매뉴얼필라테스협회의 출발

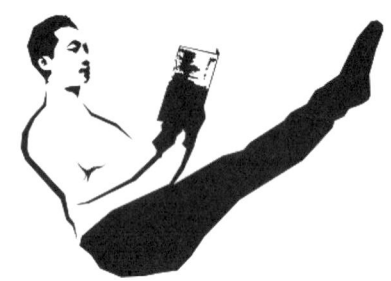

당신은 미래를 어떻게 준비하고 있습니까?

언제부턴가 매스컴에선 연일 4차 산업혁명을 이야기하고 있습니다. 그와 동시에 헬스케어 산업의 수십, 수백조 시장을 전망하고 투자하는 기업들의 사례들도 자주 보입니다.

작금의 현실에서 당신은 무엇을 준비하고 있습니까? 혹시라도 아무런 대책 없이 주어진 일에만 몰두하고 있진 않습니까?

아, 준비를 하고 계신다고요? 그렇다면 다행입니다.

앞으로 인공지능의 시대가 일반화되면 수많은 직업군이 사라

진다고 합니다.

의사, 변호사도 예외가 아니니 얼마나 많은 사람들의 직업이 사라질지 예상조차 할 수 없는 상황입니다.

그렇다면 당신의 직업은 안전합니까?

나는 20대 초반에 수기요법을 배웠고 지금까지 그 일을 떠나지 않고 있습니다.

다행히 아무리 좋은 안마의자가 나와도 사람 손보다는 못하고 사람이 기계와 정서적인 교감을 나눌 수 없기에 미래에도 사라지지 않을 직업으로 운동 트레이너와 수기(마사지, 교정) 요법사들이 포함됩니다.

하지만 언제까지 지금의 일만으로 생계를 유지할까요?

또 어떤 기술과 기계가 우리의 생계를 위협할지는 아무도 모릅니다. 수기요법을 오랫동안 해 왔던 내가 늘 고민했던 것이 있었습니다.

고객들이 나에게 관리를 받으면 이렇게 말합니다.

"우와, 시원하다. 어? 이제 안 아파요. 고마워요."

그렇게 집으로 돌아가지만 며칠 지나서 혹은 한참만에 와서 이렇게 말합니다.

"받을 때는 좋았는데 집에 가니까 다시 아프네요."

"왜 관리 받을 때 뿐이고 또 아픈가요?"

사실 더 답답한 사람은 나였습니다.

아니, 내가 신도 아니고 어떻게 수 년, 수십 년 동안 아팠던 사람들이 몇 번 마사지, 교정 받아서 뽕 하고 좋아질 수 있느냐 말이죠.

하지만 고객들 앞에서 절대 그런 말을 할 수가 없었습니다. 그들이 내 생계를 쥐고 있는 사람들이었기 때문에 좋은 말로 미안함 가득 안고 달랠 수밖에 없었습니다. 수기요법을 하는 것에 자부심도 있었고 좋아하는 일이었기에 다행이지 그렇지 않았다면 진작에 때려치웠을 것입니다.

그랬던 나도 시간이 지나면서 점점 지쳤습니다. 좋은 테크닉을 배우러 다니면서 투자하는 것도 한두 번이지, 계속해서 교육투자로 돈을 썼지만 고객들의 꼬투리와 불만은 줄어들지 않았습니다.

조용히 그 이유를 생각해 봤습니다. 왜 불만을 하게 될까요? 대개 능동적이고 긍정적인 사람들은 어떤 치료에서도 효과가 좋습니다만 환자들, 몸이 아픈 사람들은 늘 누군가를 의지하고 자기를 치료해 달라고 매달리는 사람입니다. 그렇다 보니 늘 수동적인 태도가 굳어진 것입니다.

그 사람들의 특징은 대개 남의 탓을 많이 하고 핑계를 대는 것이 일상입니다. 내가 아픈 것도 남의 탓, 치료가 안 되는 것은 의사 탓, 이렇게 말이죠. 그래서 생각도 자연스럽게 부정적입니다.

우리 몸은 자연치유력이라는 것이 있습니다.

그것이 잘 발동하려면 치료에 있어서 능동적이어야 합니다.

고삐를 당겨 '말'을 물가로 데려갈 수는 있겠지만 정작 물을 마셔야 하는 주체는 말입니다. 물을 억지로 떠먹일 수 없는 것처럼 의지가 없는 사람을 치료한다는 것은 여간 어려운 일이 아닙니다. 어쩌면 아무리 좋은 치료를 해도 잘 낫지 않는 이유가 바로 그런 것인지도 모르겠습니다.

그렇다면 수동적인 관리에 적응이 되어 있는 사람들에게 어떻게 하면 능동적으로 바꿀 수 있을까? 또 고민해 봤습니다.

그리고 나는 깨달았습니다.

마사지로 도와주되 반드시 운동을 시켜야겠다고 말입니다.
이것이 매뉴얼(수기마사지)+필라테스로 탄생했습니다.

나는 많은 환자를 만나며 근골격계 질환에 좋은 운동이 뭐가 있을까 찾아 봤습니다. 필라테스라는 운동이 재활의 개념을 많이 가지고 있어서 필라테스를 배우면서 지도자 과정을 마치게 되었습니다.

필라테스 자격을 취득한 나는 수기요법을 여전히 했었고 만나는 고객들에게 조금씩 적용했습니다. 하지만 늘 수동적인 마사지를 좋아하는 고객들이 한순간에 운동으로 돌아서기는 아무래도 힘든 일입니다.

나 역시 어느 날 갑자기 단골 고객들에게 "자 이제 운동으로 모든 관리를 하겠습니다" 라고 말하는 것은 더욱 힘들었습니다. 수동적인 관리 프로그램에 나도 적응되었던 겁니다.

여러 시행착오를 거쳐 수년이 지난 후에야 수동적인 기법과 능동적 필라테스를 결합하여 하나의 컨셉을 완성 시켰습니다. 그것이 바로 매뉴얼 필라테스입니다.

아무리 능동적인 운동이 좋아도 처음부터 운동에 전념할 수 없고 몸이 굳어질 대로 굳어진 사람은 오히려 운동으로 다치기 십상입니다.

그분들에겐 근육을 부드럽게 풀어주는 마사지와 관절의 기능을 회복시켜주는 교정이 필요합니다. 그리고 이완된 상태를 유지시켜 줄 수 있는 힘이 필요하고 오랫동안 뇌에 각인시킬 운동이 필요합니다.

따라서 각 사람의 컨디션에 맞춰 적절한 수기가 들어가야 하고 또한 거기에 맞는 운동(필라테스)이 함께 했을 때 시너지 효과가 크다고 하겠습니다.

처음엔 수기(마사지, 교정)를 하는 시간 비율이 컸지만 점점 운동이 차지하는 시간으로 역전되면서 고객들의 능동적인 변화가 생겼습니다.

당연히 수동적인 관리를 했을 때 보다 효과가 컸고 오히려 저를 더 신뢰하고 운동을 해야 한다는 필요성을 스스로 다짐하게 되는 모습을 많이 보게 되었습니다.

이젠 더 이상 "왜 관리를 받을 때 뿐이냐?" 라는 볼멘소리를 듣지 않습니다. 오히려 "요즘 운동을 못했더니 몸이 다시 아파지네요." 라며 재방문을 합니다.

그리고 나는 더 당당해졌습니다.

자신 있게 수동적인 관리와 능동적 운동이 병행되어야 한다고 말씀드립니다. 능동적이고 긍정적인 태도로 인생을 살아야 하고 그때 통증은 물론 삶도 바뀐다고 외칩니다.

아무리 좋은 걸 줘도 받기만 한다면 그 인생은 바뀌지 않습니다. 스스로를 필요에 따라 단련하는 생각을 할 줄 알아야 합니다. 이것이 김유신의 건강 마인드 코칭입니다.

좋은 운동으로 통증도 좋아지고 몸도 반듯해졌다며 좋아하는 고객들을 볼 때 보람을 느낍니다.

이제 깨달았습니까?

늘 수동적인 관리만 하게 되면 고객은 물론 나 역시 수동적 인간으로 굳어지고 맙니다.

내가 경험했습니다. 그 틀에서 벗어났을 때 새로운 세상이 열립니다. 매뉴얼 필라테스를 하는 나와 이전에 마사지, 교정을 하는 나는 완전히 다른 사람입니다.

무엇보다 나는 전문가라는 인식이 생겼고 내가 하는 일에 자부심과 자신감으로 가득합니다. 그 기운이 그대로 고객들에게 전해지니까 나를 더 신뢰하고 따르게 되는 것을 매일 봅니다.

당신도 당신이 하는 일에 자부심을 갖고 당당해지고 싶지 않습니까? 고객에게 끌려다니는 것이 아니라 자신 있게 해결책을 제시하고 이끌어 가고 싶지 않습니까?

그렇다면 주저 말고 도전하십시오. 오늘 바로 www.기지개.com 에 접속하십시오. 한국매뉴얼필라테스 협회장 김유신에게 상담을 신청하십시오. 내가 도와주겠습니다.

한국메뉴얼필라테스(KMPA)협회장 김유신 대표의 삶과 깨달음 제 2 장
김유신 매뉴얼필라테스 협회의 방향

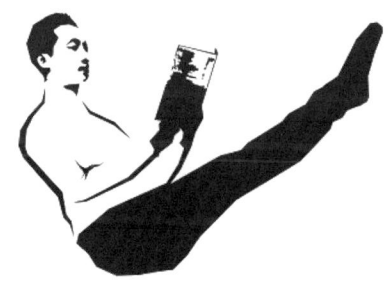

김유신 매뉴얼 필라테스 협회가 하는 일입니다.

첫째, 기지개 척추학교입니다. 척추학교에선 매뉴얼 필라테스로 직접 찾아오는 고객의 건강 회복을 도와주고 있습니다. 필라테스만 하면 몇 가지 자세나 동작이 잘 안 되는 경우가 많은데 그 부분을 손으로 풀어주는 것입니다.

내가 직접 해주는 부분도 있고 셀프로 영상을 보면서 할 수 있도록 해놓았습니다. 홈트레이닝(Home-training)도 가능합니다. 이것이 김유신이 창조한 세상에 없던 매뉴얼 필라테스입니다.

둘째, 매뉴얼필라테스 협회입니다. 이곳은 바로 나 김유신의 매뉴얼필라테스, 즉 수기와 필라테스를 함께 하는 지도자 양성 과정입니다. 내가 협회장이 되어 기존의 수기 마사지, 교정, 물리치료사들을 대상으로 코칭 과정을 열고 있습니다.

셋째, 매뉴얼필라테스 브랜딩 협회입니다. 수기요법사들이 매뉴얼을 많이 배우지만 결국 내 브랜딩이 없으면 장기적으로 경쟁력을 갖추기 힘듭니다. 그래서 계속 이런저런 지도자 과정을 배우면서 실력과 경력은 쌓아가지만 실질적인 나를 알리는 길은 상당히 막막합니다.

브랜딩협회는 자신의 얼굴과 이름을 알리고 싶은 마사지 전문가 혹은 필라테스 강사, 스튜디오 원장님들을 모아 김유신의 기지개 출판사에서 그들의 얼굴과 이름을 담은 공동저자를 써내도록 도와주는 곳입니다.

한 명 한 명 정성스럽게 이력과 이름을 담아 세워줄 것입니다. 이 외에도 앞으로 더 많은 일을 할 것이고 이미 하고 있습니다. 나와 동행하시는 하나님과 함께 매뉴얼 필라테스 협회를 평생 운영할 것입니다.

모든 일에 축복을 주시는 하나님께서 당신을 많이 사랑하십니다. 당신이 선택만 하면 됩니다.

한국메뉴얼필라테스(KMPA)협회장 김유신 대표의 삶과 깨달음 제 3 장

김유신 매뉴얼필라테스 협회 후기

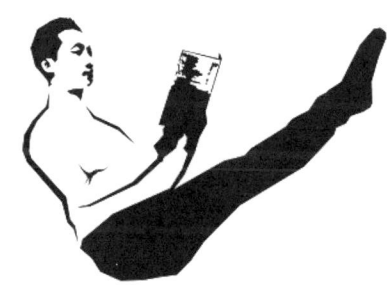

당신은 깜짝 고객을 만난 적이 있습니까?

매뉴얼 필라테스 지도자 과정을 운영하며 놀라운 경험을 했습니다. 아직 초기이기 때문에 처음엔 내 지인들을 모아서 시작을 했습니다.

그런데 놀랍게도 10명의 등록생 중 1-2명은 정말 나를 만나 믿음으로 코칭을 받은 분들이 있습니다. 따로 특별한 홍보를 하지 않았음에도 말입니다.

나도 놀랐습니다. 심지어 그분은 다른 필라테스 센터를 운영하

는 일반인이었습니다. 다시 말해 이쪽 전문분야에서 뛴 사람이 아닌 센터장이고 다양한 필라테스 과정의 상담을 다 들어봤지만 내게 고액의 코칭비를 내고 등록한 것입니다. 신기해서 물었습니다.

"다른 비슷한 과정도 많은데 제 코칭에 등록하신 이유가 있으세요?"

"사실 제가 필라테스 센터 오너가 되기로 결심하고 협회를 많이 알아봤어요. 이런저런 센터 견학과 이야기를 듣고 강사들을 만나다 보니 생각보다 실력이 없는 지도자들이 많다는 걸 알게 되었지요."

"그런데 김유신 대표님 과정은 뭔가 좀 다르네요. 딱 꼬집어 구체적으로 설명하긴 힘들지만 실력이 느껴지고 믿음도 가고요. 제 딸이 필라테스 강사인데 다음엔 같이 찾아와 배우고 싶습니다만 등록비는 어디로 입금하면 될까요?"

그 고객은 매뉴얼 필라테스 코칭뿐 아니라 그다음 단계까지 계속해서 내게 배워가고 있습니다. 매트, 배럴, 캐딜락, 리포머 등 다양한 종류가 있고 그 종류마다 코칭 단계를 세워놓았습니다. 원하는 분, 필요한 분들을 위해 제공합니다.

이것이 실력입니다. 건강 코치 김유신을 만나면 스스로도 건강

코칭을, 다른 사람을 대상으로도 건강코칭을 할 수 있다는 믿음이 있습니다. 난 이제 그 실력을 표현하기 위해 책과 강연을 열심히 만들고 있습니다.

내가 많은 시간 강의를 만들어왔지만 늘 아쉬웠던 것이 바로 교재였습니다. 완성되었다고 생각했던 모든 강의엔 교재가 있었습니다.

이젠 왜 그 교재가 늦어졌는지 이유를 알고 있습니다. 교재를 쓰기 이전에 김유신에 대해 생각하고 깨닫는 책 쓰기, 김유신의 브랜딩 책이 먼저 필요했기 때문입니다.

내가 나를 누군지 모르면 결국 교재도 남들이 하는 기술적인 차원을 넘어서질 못합니다. 그러니 자꾸 조금 쓰다가 포기하고 또 포기하고 그런 것입니다.

교재엔 나를 담아야 합니다!
조셉 필라테스가 필라테스를 만들었지만 김유신 스타일 필라테스는 김유신만이 알려줄 수 있다는 사실을 깨달았습니다.

필라테스 서적은 나 말고도 이미 쓴 사람이 많습니다. 그렇다고 필라테스 역사를 이야기하기엔 너무 지루합니다. 난 그래서 김유신의 방법과 생각만 담은 교재와 강연을 만듭니다. 그래야 김유신에게 찾아와 배우는 이유가 있지 않을까요?

나만 할 수 있는 일이 아닙니다. 난 오래전부터 성공자의 길을 꿈꾸어왔는데 드디어 그 길을 내 책과 출판, 동영상 시스템으로 찾아내게 되었습니다. 성공한 사람의 길을 따라간 것이 가장 큰 성공의 비결이었습니다.

전 세계 70억 인구 중 김유신은 단 한 명입니다. 당신도 그렇습니다. 내 이름을 알리기에도 짧은 인생입니다. 당신도 귀한 당신 이름 석 자를 마음껏 세상에 알리기 바랍니다.

당신은 하나님을 믿는 사람입니까?

하나님께서 재능을 주셨습니다. 재능이란 재물을 얻을 능력입니다. 내 안의 재능을 이렇게 발휘하게 해주신 하나님께 영광을 돌립니다. 당신 안에도 재물 얻을 능력, 즉 재능이 가득합니다.

한국메뉴얼필라테스(KMPA)협회장 김유신 대표의 삶과 깨달음 제 4 장
필라테스의 핵심은 조절

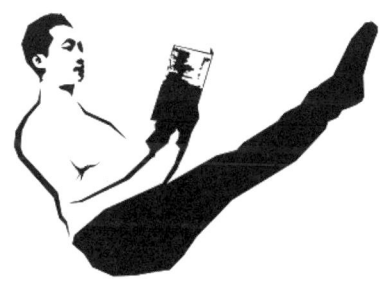

당신은 컨트롤 하면 떠오르는 것이 있습니까?

남자들이라면 당구를 칠 때 힘조절이라는 말을 많이 들어 봤을 겁니다.

공을 정확하게 맞추는 것도 중요하지만 힘 조절이 되지 않으면 너무 세게 치거나 너무 약하게 치면서 공이 원하는 방향으로 가지 않게 됩니다. 바로 비효율적인 타격이 됩니다.

당신은 악기를 배워 본 적이 있습니까?

나는 기타와 베이스, 비올라, 드럼을 배웠고 현재 교회 찬양단

에서 드럼과 베이스 파트를 맡고 있습니다.

악기를 배울 때 연주 테크닉 전에 배우는 것이 있는데, 그 중에 가장 중요한 것이 바로 조율입니다. 악기가 내는 소리엔 어떤 약속이 있습니다.

'도레미파솔라시도' 라는 약속된 음이 정확해야 아름다운 소리를 낼 수 있고 또 합주 중에 다른 악기와 화음을 맞출 수 있는 것입니다.

그래서 우리가 음악을 들을 때 기분이 좋아지고 감동을 하고 치유가 일어납니다. 하지만 조율되지 않은 악기로는 아무리 훌륭한 음악가가 연주하더라도 그저 소음밖에 되지 못합니다.

이처럼 악기에서는 고유한 음을 정확히 맞추는 조율을 먼저 하고 연습과 연주를 할 수 있는 것입니다. 음의 높낮이를 정확하게 맞추는 조율을 하듯 신체도 자세와 움직임에서 조율의 영역인 조절이라는 것을 합니다.

내가 처음 필라테스를 배울 때 조절의 원리를 알았습니다.

그 때는 조절이라는 것이 당연히 중요하다는 공감을 한 정도였지만 시간이 지날수록 그 중요성의 무게가 커지게 되었습니다.

필라테스를 지도해 보니 자기 몸을 스스로 조절하는데 어려워하는 사람들이 너무 많았습니다.

숨쉬는 것부터 시작해서 손끝, 발끝 쭉쭉 펴지 못하는 모습에서 사람들의 운동능력이 형편없이 무너졌다는 사실도 알게 되었습니다.

또, 왜 그렇게 근골격계 문제, 즉 디스크를 비롯한 어깨 뭉침과 요통등을 안고 사는지를 짐작 할 수 있었습니다. 자세가 좋아지고 기능적인 움직임에 제한이 없으려면 관절을 싸고 있는 근육의 길이가 전후좌우 비슷해야 합니다.

혈관과 신경의 길이가 정상적이어야 하며 자신들의 역할을 잘 감당했을 때 근육과의 소통으로 일상의 움직임은 물론이고 어떠한 퍼포먼스에도 도전할 수 있게 됩니다.

아기이 음을 조율하듯이 신체의 자세와 동작 하나, 하나를 정확하게 맞추는 작업이 필요한 이유입니다. 악기 연습과 연주를 하고 나서 다음 날에 또 연습을 하려고 할 때 다시 조율을 하는데, 사람의 몸도 마찬가지입니다.

한 번 맞추어 놓은 악기의 음이 연주 후에 또 변하듯이 신체도 한 번 교정했다고 영원히 유지될 수 없다는 것입니다. 홈케어가 중요합니다. 미용도 운동도 생활 습관은 그래서 무섭습니다.

사람들은 왜 다시 틀어지고 굳어지느냐고 묻지만 퇴행되어 가는 인간에겐 당연한 생리학적 기전이 있습니다. 그래서 꾸준하게 자신의 몸을 돌보고 조율하면서 현 시점에서 최적화 시키는 운동을 하는 것입니다.

음의 조율이 절대 한 번으로 끝나지 않는 것처럼 우리도 마찬가지라는 것을 명심하십시오. 꾸준한 실천력과 조절로 성공도 이루고 몸도 건강해 집니다.

혼자 하려면 자꾸 잊고 깜빡하고 미루게 됩니다. 나도 필라테스를 가르치고 수많은 강사들을 봤지만 그들은 수업은 해도 자신의 운동시간을 따로 챙기는 경우가 많지 않음을 알았습니다. 이건 과거의 내 이야기이기도 합니다.

아이러니한 것입니다. 건강을 코칭하는데 내가 건강하지 않다면 고객에게 신뢰를 줄 수 없지 않을까요? 내가 더 잘 알려주려면 내 스스로 내가 가진 것을 더 사랑하고 잘 알아야 하지 않을까요? 그렇게 김유신의 필라테스 실천력 365가 태어났고 실행해냈습니다. 그 마인드를 당신에게도 알려주고 싶습니다.

건강은 기술이 아닙니다!
난 이 사실을 깨닫고 너무나 놀랐습니다.

TV와 라디오, 책만 봐도 건강법들이 많이 나옵니다. 건강습관, 건강한 음식 BEST까지 다 나옵니다. 그런데 왜 사람들은 건강하지 못한 삶을 살까요?

알지만 지키지 못하기 때문입니다.
실천은 믿음에서 지속에서 마인드에서 나옵니다.
그래서 성공하고 싶다는 생각을 다들 해도 성공하지 못하는 이유는 성공의 길을 알아도 꾸준히 가질 못하기 때문입니다.

기술은 검색만 하면 나오지만 많은 이들이 다이어트, 건강관리에 소홀한 이유는 '마인드'가 되지 않기 때문입니다. 건강한 음식을 제때 시간에 맞춰 먹기만 해도 절반은 지키는 것입니다.
그 외 운동과 스트레칭이 절반입니다. 두 가지 모두 완전히 몸에 베어들면 저절로 건강해집니다. 죽어라 안 먹고 죽어라 운동하면 안 하느니만 못 합니다. 또한 하루 열심히 하고 일주일 지키지 않으면 말짱 도루묵입니다.
나 김유신에게 찾아오면 당신이 스스로 건강을 관리할 수 있는 마인드를 코칭해주겠습니다. 마인드가 당신의 생각을 바꿀 것이고 당신의 생각이 당신의 행동을 바꿀 것입니다.

한국메뉴얼필라테스(KMPA)협회장 김유신 대표의 삶과 깨달음 제 5 장

필라테스 다이어트 코칭 프로그램

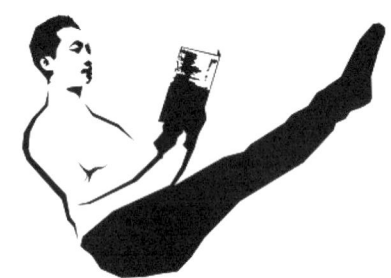

당신은 다이어트를 해 본적이 있습니까?

건강관련 일을 하고 필라테스를 지도하는 입장에 있다 보니 다이어트를 하는 고객들도 많이 봤고 문의하는 분들도 많이 있었습니다.

하지만 정작 나는 다이어트에 전혀 관심이 없었습니다. 왜냐하면 나는 과체중이나 비만체형이 아니었기 때문입니다. 그러던 어느 날 과자를 좋아하고 야식을 자주 먹다보니 체중이 점점 늘어 76kg 까지 늘어났습니다.

필라테스 수련은 계속하고 있었고 검도 도장까지 다녔기 때문에 칼로리 소모가 적다고는 볼 수 없었습니다. 그런데 왜 살이 쪘는가? 라는 의문이 들기 시작했습니다. 답은 과자와 야식이었습니다.

80kg이 되면 걷잡을 수 없이 체중이 늘 것 같았고 필라테스 지도자로서도 부끄러웠기 때문에 나도 다이어트를 하기로 맘먹었습니다.

그렇게 해서 과자와 야식을 줄이고 필라테스 운동 강도를 조금 높였더니 1년이 조금 안되었을 때 10kg 이상 감량이 되었고 현재는 65kg 정도를 유지하고 있습니다.

물론 사람마다 차이가 있겠습니다만 요요 없는 성공적인 다이어트를 경험하니까 다이어트가 어려운 것이 아님을 깨달았습니다.

사람들이 음식을 조절하지 못해서 대부분 다이어트에 실패합니다. 야식만 줄여도 밤 시간에 뭘 먹지 않도록만 신경 쓰고 필라테스를 열심히 하면 살은 그냥 쉽게 빠집니다. 내가 그랬습니다.

'전 야식을 끊기가 너무 어려운데요!'
야식을 안 먹는 원리가 있습니다. 그 중 하나는 바로 아침을 꼭 챙겨먹는 것입니다. 이 기본을 못 지키는 사람중엔 야식을 습관처럼 하는 사람이 정말 99%입니다. 아침을 그래서 챙겨먹는 것이 그렇게 중요한 것입니다.

"전 아침 먹는 것이 정말 곤혹스러워요."

그것도 마인드 문제입니다. 또한 꼭 밥이 아닌 다른 방법도 있습니다. 더 자세한 것은 www.기지개.com에 원리와 제품을 나열해놓았으니 오늘 이 책을 읽고 가입했음을 내게 알려주면 개인적인 도움을 드리겠습니다.

아침을 잘 먹는 원리가 있습니다. 그 원리를 배워 적용만 하면 됩니다. 초등학생부터 노인까지 쉽게 할 수 있습니다. 건강은 그렇게 쉬운 것입니다.

한국메뉴얼필라테스(KMPA)협회장 김유신 대표의 삶과 깨달음 제 6 장

신경가소성과 성공가소성

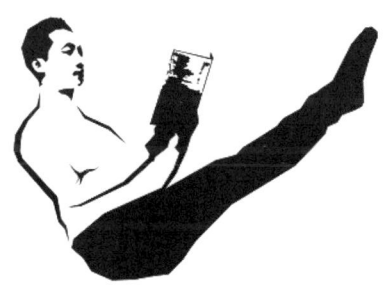

당신은 뇌가 변화된다는 사실을 믿습니까? 아니면 자신의 운명을 믿습니까?

운명을 믿은 나머지 큰 꿈을 잊어버리고 그냥저냥 살고 있습니까?

나는 운명론자는 아니지만 가지고 있는 능력이 대단하지 않아서 그냥 성실한 사회인으로 사는 것이 전부일 때가 있었습니다. 그러다 조금씩 삶을 바꾸기 위해서 노력했고 정말 제 인생이 달라지고 있다는 것을 느끼게 되었습니다.

그러다 신경가소성에 대해서 알게 되었고 나의 노력과 행동이 뇌를 변화시켰다는 것을 깨닫게 되었습니다.

신경가소성은 간단하게 말해서 우리가 사용하는 대로 뇌(신경계)는 변하고 새로운 뇌세포까지 생긴다는 것입니다. 이미 많은 학자들이 여전히 연구 발표하면서 뇌과학은 과거 신경계의 이론들을 뒤집고 있습니다.

뇌는 우리가 어떤 생각을 하고 무엇을 지속적으로 실천했느냐에 따라 내적인 환경과 외적인 환경 모두가 바뀔 수 있다고 합니다. 그리고 그렇게 뇌신경의 지도는 시냅스가 연결되어 새롭게 그려지는 것입니다. 단, 일정시간 이상 꾸준하게 실천했을 때 뇌는 보다 영민하게 됩니다.

신경가소성을 검색해보면 다양한 정보들이 많이 있습니다. 다시 말해 뇌과학에서 주장하기를 뇌, 즉 신경계는 우리가 어떻게 활용하고 집중하느냐에 따라 얼마든지 바뀔 수 있고 삶의 질이 확연하게 달라진다는 것입니다.

여기서 난 중요한 것을 깨달았습니다.

신경계를 변화시킬 수 있는 것이 사실이라면 성공적인 삶을 누구나 누릴 수 있다는 겁니다. 그렇지 않을까요?

당신이 지금까지 살아온 삶을 되돌아보십시오.

물론 최선을 다해 열심히 살았을 것입니다. 하지만 그저 그렇게 살아온 시간도 분명 많지 않았나요? 또 평생을 꿈도 없이 현실에 맞춰서 사는 사람들이 있습니다.

사람은 쉽게 변하지 않는다는 말이 있습니다. 맞는 말입니다. 타고난 기질이 있고 살아왔던 환경으로 뇌는 굳어져 있습니다. 그렇지만 열악한 상황을 극복하고 아름다운 결실을 맺은 수많은 사람들이 있는 것도 사실입니다. 그 차이는 무엇일까요?

불가능하다고 외치며 아무런 움직임이 없는 사람은 당연히 절대 스스로 어떤 일이 일어나지 않습니다. 즉, 아무런 변화를 기대할 수 없습니다. 불을 보듯 뻔한 이치입니다.

당신은 그런 부류의 사람입니까?

난 내 삶을 그렇게 방치하거나 허비하지 않습니다.

부지런히 움직여야 합니다. 또 지혜롭게 살아야 합니다. 일만 죽어라 하는 것은 부지런 한 것도 아니고 어쩌면 어리석은 것인지도 모릅니다.

뇌를 영민하게 하고 노화를 지연시키는 방법론들이 뇌과학 책에 많이 있습니다만 난 책 쓰기야말로 어떤 것 보다 효과적이라고 생각합니다.

책 쓰기를 쭉 해 보니 몸과 마음을 부지런하게 움직이게 되고 지혜롭게 일을 하는 비법을 알게 되었습니다.

궁금하지 않으십니까? 어떻게 책 쓰기가 몸을 움직이게 하고 지혜롭게 만드는 걸까요?

뇌는 움직임을 위해 존재한다는 말이 있습니다. 생각과 깨달음은 또 어디서 일어나겠습니까?

책 쓰기가 나를 깨우고 깨닫게 하고 행동하게 하는 원동력이고 지속적으로 스스로를 응원해 주는 동기부여가 되는 것이 분명합니다.

당신의 뇌를 최적화시키기를 원하십니까?
창의적인 아이디어가 필요하십니까?

그렇다면 책을 쓰는 것이 가장 빠르고 지혜로운 방법입니다. 지금 당장 당신의 가치를 빛나게 할 수 있습니다. 이미 당신 안에 가진 것이 너무 많은데 당신만 모를 뿐입니다. 이건 내 이야기입니다.

내 가치를 높이기 위해 그리고 스펙에 대한 열등감을 벗어던지기 위해 늦은 나이에 대학원에 갔고 박사과정까지 수료했습니다. 하지만 박사 논문을 앞두고 이 길의 끝에 내가 원하는 것이 없다는 걸 알았습니다. 아내와 상의한 후 박사 학위 논문을 포기했습니다.

주변에서 다 말렸습니다.

"여기까지 왔는데 왜 포기했어! 후회할거야."

하지만 지금 생각하면 백번 잘한 결정입니다. 내 돈과 시간이 아깝게 느껴졌고 이렇게 해서 박사를 딴다 한들 또 교수에게 잘 보여야 하고 인맥을 타야하고 그런 것들이 내가 원하는 성공과는 많이 달랐습니다.

나는 단언합니다! "흙수저도 성공하는 길은 김유신의 브랜딩 시스템에 있다"고 말입니다. 내가 가장 대표적인 사람입니다. 이 길이 아니면 누군가에게 잘 보여야 하고 투자를 받아야 하고 월급을 받아야 합니다.

무엇보다 '통제력'을 남에게 넘겨줘야 합니다. 내 삶의 통제권 내 삶의 시간을 내게 돈을 주는 사람에게 다 넘겨야 합니다. 난 그런 삶을 빠르게 졸업했습니다.

당신도 어떤 곳에 속해 일하며 가슴이 답답했습니까?

당신도 남들과 비슷한 스펙을 쌓고 지도자 과정도 수십 개를 들어봤지만 인생에 큰 변화가 없어 막막했습니까?

그 모든 해결은 당신의 책에 있습니다. 남의 책을 백 권 천 권 만권 읽어도 답은 나오지 않습니다. 이미 써낸 작가를 더 성공하게 하는 사람이 될 뿐입니다.

　스펙의 길에서 우왕좌왕 했습니까?
　목마름과 갈증이 해소되지 않았습니까?

그렇다면 이제 나 김유신과 함께 반드시 책을 써내십시오. 스펙의 목마름을 단번에 해결한 방법은 바로 내 삶과 깨달음을 담아 낸 책이었습니다. 하나님의 방법으로 일했더니 가장 단기간에 성공자의 위치에 섰습니다.

이 책은 김유신의 정체성을 공고히 하는 첫 책이자, 앞으로 기지개미디어에서 더욱 놀라운 책들이 쏟아질 것입니다. 최고의 스펙은 당신의 30년 이상의 삶이 담긴 천재적인 책입니다. 당신이 쓴 책이 당신을 바꿀 것이고 세상을 바꿀 것입니다.

한국메뉴얼필라테스(KMPA)협회장 김유신 대표의 삶과 깨달음 제 7 장

김유신의 KMPA가 특별한 이유

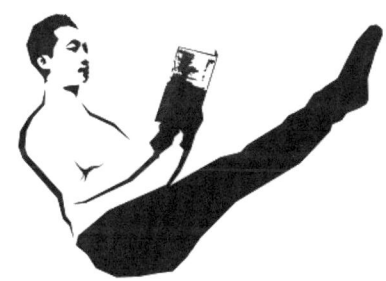

 당신은 특별한 사람입니까? 아니면 일반적인 사람입니까? 구분하기가 쉽지 않으시죠?

 어떻게 생각해 보면 이 세상에 나는 딱 하나 이기에 특별한 사람임에 분명합니다. 그런데 내 삶을 보니 지극히 일반적입니다. 특별한 것이라고는 찾아 볼 수가 없습니다.

 오히려 다른 사람들과 비교하기 시작하면 평범함에도 못 미치는 자신이 싫을 때가 많습니다.

 이것은 바로 과거 내 모습이었습니다.

가난과 불행은 제게 너무나 잘 어울리는 단어였습니다. 비관하기 시작하면 끝도 없는 수렁으로 빠지고 맙니다.

당신의 부모님은 어떤 분입니까?

내 부모님은 언어, 청각장애가 있으십니다. 게다가 어머니와 아버지의 나이 차이가 20살이나 됩니다. 내가 20살 때 어머니는 40세, 아버지는 60세였습니다.

어느 덧 나도 두 아이의 아버지가 되고 40대에 들어섰으니, 계산이 될 것입니다. 아버지와 저는 40년 차이가 나고 깊은 대화가 절대 불가능합니다.

의사소통 자체가 되지 않으니 공감과 이해가 부족한 것이 당연합니다. 어린 시절 가난은 친구였고 그 친구가 싫어 나를 이해해주는 친구를 찾아 방황을 많이 했습니다. 중학교 시절의 별명이 '외박꾼' 이었습니다.

일주일에 3박 4일을 밖에서 자고 올 때가 많았으니 나에 대한 안 좋은 소문이 얼마나 많았겠습니까?

부모님은 듣지도 못하고 말씀도 못하셔서 동네 사람들 입방아에 오르기 딱 좋았을 것이고 저희 집을 도마 위에 올려놓고 제 멋대로 요리를 했겠죠. 부모님 이름에 먹칠을 한 것입니다.

밖에서 못 된 짓을 해서 욕 먹이는게 아니라 비춰지는 처신으로 상상 속의 욕을 보인 것입니다. 철이 들 무렵 동네에 안 좋은 소문이 돌았다는 사실에 마음이 많이 아팠습니다.

밖에서 말썽도 많았기에 스스로는 받아들였지만 부모님 가슴에 남은 상처는 어찌할 수 가 없었습니다.

그래서 동네 사람들이 미웠고 원망도 많이 했습니다. 물론 저희 가정을 지원해 주고 보살펴 준 이웃도 많았습니다. 그 분들께는 늘 고마운 마음으로 살고 있습니다.

사람들은 잘 되지도 않는 의사소통으로 부모님께 저에 대한 안 좋은 이야기를 했고 부모님은 저를 보고 어떻게 된 일이냐고 물었습니다.

짜증나고 답답했기에 언성을 높이고 집을 뛰쳐나가는 것이 그 때는 유일한 수단이었습니다. 그냥 집이 싫고 부모님이 싫고 동네 사람들도 다 싫었습니다.

그렇게 학창시절, 사춘기 시절을 보냈던 제가 다행히 못된 무리에 섞이지 않고 더 악한 일에 휘말리지 않은 것이 그저 감사한 일입니다. 저를 위해 기도를 쉬지 않으셨던 외할머니가 생각이 납니다.

난 확신합니다. 그 기도가 있었기에 또, 하나님의 살피심이 있었기에 제가 이렇게 서 있다는 사실을 말입니다.

내가 기도하는 것은 아이들이 저를 따라가지 않게 하는 것입니다. 많이 불안했습니다.

가난의 대물림처럼 나의 전철을 밟을 것 같아 두렵기까지 했습니다. 그래서 아이들에게 긍정적인 영향을 주기 위해 스스로 노력하는 모습을 보이려고 했습니다.

또, 소통하고 공감하고 아이들을 이해하려고 합니다. 여전히 불안하지만 무엇보다 외할머니의 기도처럼 하나님을 의지할 때 가장 평안합니다.

다행히 두 아들녀석은 건강하고 밝습니다. 그것으로도 나는 너무 감사합니다. 또한 언제든지 아들들과 이야기 하고 검도까지 함께 하고 있으니 나의 어린 시절에 비하면 너무 행복합니다.

주변을 살펴 보십시오. 지극히 평범하지 못한 삶을 사는 사람들이 얼마나 많은지 곧바로 확인할 수 있습니다. 남들과 비교 할 때는 이상하게 자기 수준 이상의 사람들과 비교합니다.

물론 그런 점이 자신을 더 발전시키는 계기가 되기도 합니다만 그 반대인 경우가 더 많은 것 같습니다.

낮은 자와 비교하지도 말고 높은 자를 보면서 상대적 박탈감을 느낄 필요가 없습니다.

우리는 이미 특별한 존재이기 때문입니다. 당신도 나도 세상에 하나뿐인 존재입니다. 하나님의 자녀라는 사실을 믿는 것만으로도 당신은 왕자와 공주가 됩니다.

특별함을 끄집어 내어서 실천만 하면 됩니다.

요즘 나는 매일 매일 특별한 삶을 살고 있습니다. 조용히 앉아 책을 쓰기 때문입니다. 스스로 고귀한 존재가 되는 것 같아 정말 특별해 지는 기분이 듭니다.

김유신의 KMPA도 아주 특별합니다. 왜일까요?

세상에 없는 필라테스와 수기요법이기 때문입니다. 누군가는 마사지만 받고 누군가는 필라테스만 하지만 이 두 가지를 접목해 알려주는 사람은 나뿐입니다.

아무도 시작하지 않아 내가 시작했고 평생 써내는 내 책과 강연, 코칭 제품을 통해 수많은 이들이 더 능동적으로 건강관리를 하게 될 것입니다.

당신은 내 이야기를 들어보니 어떻습니까?

"우와, 어렸을 적 이런 어려움이 있던 작가도 해냈구나. 나도 해낼 수 있겠구나."

그렇습니다. 과거는 이미 지나간 과거일 뿐입니다. 한 때는 너무 싫었고 힘들었고 외로웠던 과거조차 내 책에 쓰는 순간 역사가 됩니다. 대단한 사람이 됩니다. 이건 나만 해당되는 것이 아닌

이 책을 읽는 당신에게도 해당됩니다.

당신은 깨닫는 사람입니까?

깨닫는 사람은 하루가 천년 같다고 합니다. 그만큼 하루 만에 해내는 일, 하루 만에 일어나는 기적이 많다는 것입니다. 깨달음이 없는 하루는 얼마나 무의미하게 지나갔는지 기억도 나질 않습니다. 깨달으면 당신보다 더 경험 많고 지식 많은 사람들이 배우러 옵니다.

성경 속 솔로몬보다 더 큰 지혜가 당신과 내 안에 숨쉬고 있습니다. 전국과 세계에서 내 지혜를 배우기 위해 금은보화를 가지고 찾아옵니다. 당신도 지혜를 발휘하면 그렇게 됩니다. 이것이 내가 가진 하나님께서 주신 믿음입니다.

당신은 아주 특별합니다.

이젠 책으로 당신의 특별함을 표현하기 바랍니다.

한국메뉴얼필라테스(KMPA)협회장 김유신 대표의 삶과 깨달음 제 8 장
일반적인 무엇을 특별하게 만든 KMPA의 비밀

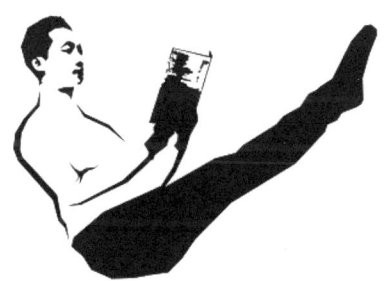

당신은 특별한 재능이 있습니까?

혹시 너무 평범해서 큰 꿈을 애초에 포기했습니까?

내겐 특별한 재능이 없습니다. 하지만 하나님께서 주신 재능이 많습니다. 세상 사람들은 그것을 특별한 재능이라고 말하기도 합니다.

특별한 능력이 있어야 성공하고 일반적인 재능으로는 성공하기 힘들다고 생각하십니까?

난 절대 그렇지 않다고 생각합니다.

성공의 기준이 사람마다 다르다는 것을 감안하더라도 일반적으로 주어진 능력을 사용하고 계발했을 때 특별한 재능이 되고 성공의 발판이 되는 것입니다.

하나님께서 절대 특별한 사람만 성공하도록 하지 않으셨음을 확신합니다. 오히려 우리의 달란트를 땅에 묻고 사용하지 않음을 한탄해 하실지도 모릅니다.

이제 깨달았습니까? 특별한 재능이 있어서 특별한 것이 아닙니다.

누구나 특별해 질 수 있는 재능을 부여 받았습니다. 그것을 쓰느냐? 묵히느냐? 의 차이가 완전히 다른 결과를 낳게 됩니다.

그 달란트를 사용함으로 난 자신감을 얻었습니다. 내가 가진 능력이 많이 있음을 알았고 보석을 찾아내어 닦고 또 닦아서 세상에 아름답게 선보일 것입니다.

빛나는 보석을 보고 누군가 도전받고 변화된다면 그것처럼 보람 있는 일도 없을 것입니다.

선한 영향력으로 그 사명을 감당하려고 합니다. 혼자가 아니기에 또한 가능합니다. 깨달았습니까? 당신도 당연히 할 수 있는 일입니다.

매뉴얼 필라테스 소개강좌를 할 때 한 선생님이 이런 질문을 했습니다.

"좀 특별하고 드라마틱한 것을 보여주세요."

그 순간 나도 모르게 마치 준비된 답을 하듯이 말했습니다.

"전 특별한 것이 없습니다. 지극히 일반적인 것으로도 많은 사람들이 건강해졌고 또 일반적인 것에 충실했을 때 특별함이 되어 돌아오는 것을 경험했습니다."

왜 그랬는지 모르겠지만 약간 흥분된 목소리로 그러나 당당하고 자신있게 말을 이어갔습니다.

"여러분도 특별한 것을 찾지 마십시오. 늘 특별한 것만 찾게 되면 자신의 것을 세우지 못하고 방황만 하게 됩니다. 내게 오는 일반 고객들을 정성껏 성실하게 대하면 그것이 바로 특별해 지는 비법입니다."

대답을 하면서 조금은 그에게 미안함도 있었지만 속으로는 내 스스로 감탄했습니다. 스킬의 특별함이 아닌 마음가짐의 특별함이 더 필요하다는 것을 깨달았기 때문입니다.

기술과 방법론들은 세상에 책과 영상으로 이미 수도 없이 나와 있습니다. 그런데 왜 많은 사람들이 아직도 특별한 능력을 가지지 못하는 걸까요?

그것은 마음가짐의 특별함이 아직 없기 때문이라고 생각합니다. 이것이 김유신이 말하는 천재마인드입니다. 아무리 좋은 기술, 방법이 나와도 사람들은 끝없이 다이어트를 하고 운동센터를 다닙니다. 바로 '마인드' 문제 때문입니다.

매뉴얼 필라테스협회를 발족했을 때 그냥 만들어진 것이 아닙니다. 20대에 수기요법을 시작했을 때부터 운동의 가치와 필요성에 대해서 느꼈었습니다.

그 때는 합기도(덕림무관) 관장님께 활법을 배웠던 시절이고 몸이 불편한 분들이 오면 제가 운동을 시키고 근육을 풀었습니다. 그러면 관장님께서 척추교정을 하고 또 운동을 시키고 그 분들은 마무리 운동까지 하고 갑니다.

다음 날 도장에 방문한 분들은 운동으로 먼저 몸을 풀고 자신의 교정 순서를 기다립니다. 그렇게 열심히 수개월 운동을 하고 교정을 받은 분들은 디스크를 비롯한 목, 어깨, 허리 통증에서 벗어났으며 재발 확률이 낮았습니다.

하지만 운동도 게을리 하면서 자주 나오지 못하거나 도중에 그만 둔 분들은 만족할 만한 결과를 얻지 못한 것을 자주 보았습니다. 어쩌면 그 때부터 저는 수기요법과 운동관리의 중요성을 느끼게 된 것인지도 모릅니다.

능동적인 운동이 들어가야 반드시 낫는다는 확신과 그 마음가짐을 가졌기에 20년이 지나 지금의 매뉴얼필라테스협회가 태어난 것입니다.

바로 능동적인 운동(필라테스)법과 수동적인 매뉴얼(수기)이 몸이 불편한 모든 분들에게 최적화된 프로그램이라고 확신합니다.

서두에도 말했듯 이것이 특별한 비법이라는 것은 아닙니다. 사실 꾸준하게 자신의 몸을 체크하고 운동으로 관리하도록 도와주는 것이 최고의 특별함입니다.

사람은 결국 늙고 병들어 죽는 것이 엄연한 사실입니다. 정도의 차이는 있겠으나 누구도 피해갈 수 없는 인간의 숙명입니다.

그렇다고 불편한 몸을 방치하거나 병원치료 등의 수동적인 관리에만 매달려서는 안 된다는 것입니다. 분명 살아있는 동안 가치 있는 많은 일들을 할 수 있습니다.

우리 몸을 돌보고 각자의 사명을 감당하다 생을 마감하는 것이 인간의 궁극적인 도리가 아닌가 싶습니다. 그러니 일어서서 움직이십시오.

한 걸음 떼면 연이어 뒷발이 따라가고 걷게 되는 것이 사람의 몸입니다. 절대 넋 놓고 멍하게 있어서는 안 됩니다. 능동적 삶의 태도가 당신의 무한 잠재력을 끌어 올릴 것입니다. 절대 특별한 사람만 특별한 비법으로 할 수 있는 것이 아닙니다.

지극히 일반적인 방법을 마음을 고쳐먹고 꾸준하게 자신을 가꾸어 간다면 평범한 사람일지라도 크게 사용되는 것은 너무나 당연합니다.

그러니 통증이든 시련이든 그 당당함과 자신감 앞에서는 아무것도 아닙니다. 당신의 선한 도전을 응원합니다. 내가 당신의 건강코치가 되어 마인드부터 바꿔주겠습니다.

한국메뉴얼필라테스(KMPA)협회장 김유신 대표의 삶과 깨달음 제 9 장

김유신의 굿볼코칭 후기 이야기

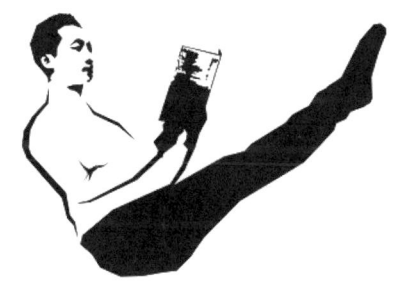

　내가 굿볼건강법을 만난 것은 수년 전 한 통의 전화를 받은 날로 부터입니다.

　대한맥학협회에서 굿볼건강법의 창시자인 이동신 선생님을 처음 만나게 되었고 오랜 시간 좋은 관계로 지내왔습니다.

　그 당시에 나는 찜질방에서 스포츠마사지를 했었고 더 발전하고자 카이로프락틱, 맥학, 필라테스 지도자과정까지 늘 배움의 연속이었습니다.

　이동신 선생님은 물리치료사로서 병원에서 근무하고 있었고

꽤 실력 좋은 치료사로서 배울 점이 많은 선생님이었습니다.

이미 탁월한 실력을 가졌음에도 불구하고 많은 치료기법들을 배우고 연구하시더니 몇 년 전에 굿볼건강법을 세상에 내 놓으셨죠. 그러던 중에 저에게 직접 전화를 하셔서 굿볼건강법 소개강좌에 초대하신 겁니다.

그 때 굿볼건강법을 처음 알게 되었고 그렇게 몇 년이 지나고 다시 광주에서 소개강좌를 듣게 되었습니다.

점점 굿볼의 장점과 탁월함에 매료되어 굿볼자격과정, 굿볼전문가과정, 인증강사과정까지 밟고 현재 굿볼을 활발하게 사용하고 있습니다.

모든 것을 버리고 한 가지만 선택하라고 한다면 10년 이상의 수기요법 경력과 필라테스 이력을 지울 수 있을 정도로 굿볼건강법은 강력하고 모든 사람들에게 선한 영향력을 줍니다.

난 그 사실을 확신하기에 굿볼을 더 효과적으로 알릴 수 있도록 수기요법과 필라테스에 접목해서 기지개 척추학교를 운영하고 있습니다. 비뚤어진 체형과 통증으로 힘들어 하는 분들이 입학해서 졸업할 수 있도록 도와드리는 것이 김유신 기지개 척추학교의 미션이자 사명입니다.

굿볼건강법을 통해 몸이 좋아진 많은 이야기가 힘이 되고 또 전진할 수 있는 원동력이 되고 있습니다. 효과를 보신 분들의 사례를 여기에 소개하겠습니다.

첫 번째, 치과의사 분의 굿볼 코칭 결과입니다. 치과의사는 직업 특성상 오른손보다는 왼손으로 힘을 많이 쓰기 때문에 대부분의 치과의사분들이 왼쪽 목과 어깨의 통증을 달고 산다고 합니다.

소개를 받고 오셨는데 어깨 통증이 일하는 중에 계속 있고 등까지 불편한 분이었습니다. 간단한 수기요법과 함께 테스트를 하고 전신 이완 굿볼 프로그램과 어깨 통증 특별 굿볼 관리를 적용했습니다.

관리 후에 편안함을 느끼셨고 특히 왼팔이 완전한 만세 자세가 안 나왔는데 굿볼 적용 후에 거의 90프로 정도의 가동성이 나왔습니다.

여건상 일주일에 한 번 밖에 시간을 내지 못하기에 굿볼을 집에서도 할 수 있도록 방법을 알려드렸습니다. 사실 처음엔 긴가민가 해서 실천하지 않으시더니 횟수를 거듭할수록 굿볼 적용이 좋다는 것을 몸으로 느끼고 현재 실천을 잘 하고 있습니다.

두 번째는 주부님입니다. 주부님은 김유신 필라테스 그룹회원으로 굿볼 소그룹 특강 수업을 들으신 분입니다.

허리가 뻣뻣하고 요통이 있는데 허리 관련한 굿볼 프로그램을 적용해도 도대체 크게 개선되지 않는 겁니다. 문제가 되는 포인트를 찾기 위해 굿볼을 여기저기 적용했지만 결과는 썩 좋지 않았습니다.

그러다가 발바닥을 살펴봤는데 아치가 무너져 평발이 되어 있었습니다. 곧바로 발바닥 아치를 잡아주는 굿볼을 적용하고 테스트를 해 보니 허리를 쑥하고 숙이는 겁니다.

정말 나도 놀래고 회원님도 놀라는 상황을 직접 경험하리라고는 생각지 못했는데 정말 귀한 임상경험을 하게 되었습니다. 그 후로 회원님들의 발바닥 아치를 살펴보는 습관이 생겼답니다.

세 번째, 요가 수련 후에 허리를 다친 분의 이야기입니다. 평소에 운동을 좋아하고 요가를 개인레슨 받을 정도로 심취해 있으신 분입니다.

평소와 다른 요가 동작을 무리해서 따라하다가 허리를 삐끗하고 종아리까지 땡기고 저린다고 호소했습니다. 처음엔 굿볼을 전신이완에 맞추면서 골반을 살짝 굿볼로 풀어 보았습니다.

회원 등록이 아닌 단순한 상담으로 오셨기 때문에 많은 것을 적용하기가 애매했었습니다. 대충 풀었으니 어느 정도 좋아질 것이라 생각했지만 표정에서 크게 좋아지지 않았다는 것을 알게 되었습니다.

"그래, 이왕이면 제대로 굿볼을 적용해서 굿볼의 유익함을 온전하게 전하자." 라는 생각에 허리 통증과 당기고 있는 종아리 문제까지 포인트를 찾아 해결해 드렸습니다.

그 분은 만족스러운 얼굴로 바로 굿볼을 구매 하셨고 다음 주 예약에 미리 비용까지 지불하고 가셨습니다. 굿볼을 통한 치유 사례는 여기저기 셀 수 없이 많을 것입니다.

재밌는 것은 굿볼의 효과를 믿고 확신하는 만큼 굿볼에 대한 가치는 커질 수 밖에 없습니다.

우스개 소리로 굿볼로 몸이 좋아지는 분들의 이야기를 굿볼간증이라고 합니다. 앞으로도 많은 사람들에게 굿볼 간증의 주인공이 되도록 굿볼을 알리고 또 알려야겠습니다.

오늘 바로 www.기지개.com 에 찾아오십시오. 당신을 위한 굿볼 셀프코칭 강좌를 들을 수 있도록 도와드리겠습니다.

한국메뉴얼필라테스(KMPA)협회장 김유신 대표의 삶과 깨달음 제 10 장
김유신 필라테스 원리 〈1〉 중심

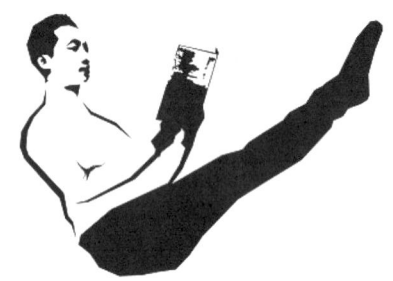

당신은 가치관, 세계관이 있는 사람입니까?

나로 말씀드리자면 하나님의 말씀에 따라 사는 것이 김유신의 가치관이고 세계관입니다. 아니 어쩌면 부끄럽지만 그렇게 살지 못하기 때문에 늘 소망하는 것인지도 모르겠습니다.

어쨌든 세월이 흐를수록 하나님의 뜻에 부합되는 삶을 살고 싶은 것이 사실입니다. 필라테스를 하면서 하나님과의 관계, 믿음에 대해서 더 깊이 생각하게 되었고 이상하게 들릴지는 모르겠지만 필라테스를 하면 할수록 하나님의 말씀이 더 깊이 와 닿았습

니다. 신기하게도 필라테스 원리 하나하나가 삶에 연관되지 않는 것이 없었습니다.

필라테스 핵심 원리 6가지가 있습니다.

하나씩 나열하면 중심화, 정확성, 집중, 호흡, 흐름, 조절입니다. 많은 책들이 원리를 제각각 나열했지만 난 원리들을 연결해 한 문장이 되도록 했습니다. 그래서 훨씬 더 쉽게 외울 수 있었고 더 가치 있는 원리가 되었습니다.

"중심부터 정확하게 집중해서 호흡의 흐름을 조절하라!"

필라테스 동작에서 중요한 첫 원리는 "중심"입니다. 사람들은 어떤 동작을 할 때 중심에서 안정이 되는 것이 아니라 말단 부분, 즉 손과 발에 힘을 많이 주고 특히 손의 뿌리가 되는 어깨를 긴장시키는 패턴을 자주 볼 수 있습니다.

또한 손으로 뭔가를 잡게 되면 그 긴장감은 더 심해집니다. 근육학적으로도 눈을 깜빡이거나 고개를 살짝 돌려도 가장 먼저 움직이는 근육이 코르셋이라는 별명이 붙은 복횡근입니다.

복횡근은 복부의 가장 안쪽에 붙은 근육으로 수축해서 복압을 만들어 신체를 움직이게 하는 기초를 제공합니다.

그것이 바로 중심화의 시작이고 사지를 자유롭게 쓸 수 있는 근간이 되는 것입니다.

6가지 핵심원리에서 중심을 맨 앞으로 가져온 이유는 중심이 흔들리면 연결된 모든 것이 불안정하고 효율적인 움직임을 못하기 때문입니다.

몸통 중심의 인지와 훈련은 요즘 흔히 말하는 코어와 통하는 개념인데요, 신체 중심부 특히 허리와 골반의 안정성을 확보해 주는 것으로 신체를 자유롭게 쓸 수 있게 합니다.

반드시 명심해야 하고 훈련을 게을리 해서는 안 되는 곳이 몸의 중심부, 코어, 파워하우스입니다. 트레이닝이나 필라테스에서 첫 단추가 되는 만큼 정확하게 중심을 인지하고 깊이 있는 조절이 필요합니다.

내가 '중심'이라는 필라테스의 원리를 생각하면서 깨달은 것이 있는데요, 그것은 하나님과의 관계입니다. 말씀에서도 믿는 사람들은 중심을 중요하게 말합니다.

하나님께서 우리 마음의 중심을 보신다고 하셨고 그 중심이 하나님과 연결되어 있어야 온전한 회복이 되고 바른 신앙생활을 할 수 있습니다.

그렇게 필라테스와 하나님의 말씀이 서로 통하는 것이 있어서 기분이 좋았습니다.

그리고 이런 이야기를 믿는 사람들에게 하면 곧 공감하고 서로 소통이 잘 될 수밖에 없습니다. 본인들도 내가 경험했던 하나님을 필라테스를 통해서 알게 되었다고 하니 중심의 이론은 정말 탁월하지 않을 수 없습니다.

내 힘으로 사는 것이 아니고 하나님의 힘과 지혜와 돌보심으로 살아가고 있음을 인정하면 겸손해집니다. 모든 것을 사랑하고 받아들이게 됩니다.

마치 내가 잘나서 그런 것처럼 여겨서는 안 됩니다. 나는 어디서부터 왔으며 어디로 가는지에 대한 명확한 믿음과 지혜가 있다면 그 중심을 잘 붙들고 있는 것입니다. 필라테스 동작들도 중심화 시켜서 팔, 다리를 자유롭게 쓰도록 연습에 연습을 다해야 합니다.

동작들에 얼마나 철저하게 필라테스 원리를 적용시키느냐에 따라서 그 효과는 큰 차이를 냅니다.

당신이 어디에서 운동을 배우더라도 필라테스의 핵심 원리 6가지는 거의 바뀔 일이 없습니다. 그러니 나와 당신은 핵심 원리 6가지를 최선을 다해서 지키는 것이고 끊임없이 발전시켜 나가야겠습니다.

한국메뉴얼필라테스(KMPA)협회장 김유신 대표의 삶과 깨달음 제 11 장

김유신 필라테스 원리 〈2〉 정확성

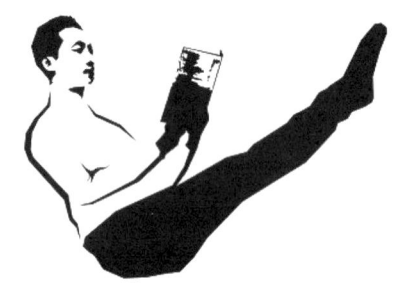

당신은 골프를 배워 본 적이 있습니까?

나는 골프 필라테스에서 필라테스를 처음 접했기 때문에 골프를 알아야 했습니다.

수업 중에 골프 이론에 대해서 배웠지만 이론을 실제에 적용하기 위해서 먼저 골프 레슨을 받았었습니다. 레슨 중에 프로는 볼에 눈을 떼지 말고 정확하게 맞추는 데에 집중하라는 말을 많이 했고 그것이 기본이라고 했습니다.

4명의 프로에게 골프를 배웠는데 거의 모든 프로가 스윙시에

정확도에 대한 이야기를 했던 기억이 납니다.

무엇을 말하는 걸까요?

클럽 헤드 정 중앙에 볼을 맞추지 못하면 볼은 엉뚱한 방향으로 가게 되고 거리 또한 짧을 수 밖에 없습니다. 자, 이번엔 검도 이야기를 해 보겠습니다. 검도를 처음 배울 때 죽도를 들고 타격을 합니다.

대부분 빨리 세게 치려는 욕심에 있는 힘껏 들고 내려치는데요, 이상하게 스피드가 빠르지도 않고 원하는 곳을 가격하지도 못합니다.

어떻게 된 일일까요?

자신의 실력은 아랑곳하지 않고 빠르게만 하려다 보니까 그런 실수를 하는 것입니다.

초보라면 누구나 거쳐가는 필수적인 상황이지만 이 시기를 누군가는 지혜롭게 지나가고 누군가는 검도 하는 내내 자신의 발목을 잡게 되는 나쁜 습관으로 고착되기도 합니다. 바로 정확성의 원리를 무시하기 때문에 그런 결과가 생기는 겁니다.

앞서 이야기 했던 골프에서도 마찬가지입니다.

배운지 얼마 안 되서 금방 필드에 나가고 싶은 마음이야 충분히 공감하고 이해하지만 마음만 앞서서는 어떤 것도 기대하기 힘들고 득보다 실이 더 많게 되는 것은 명백합니다.

정확성의 원리로 들어가면 검도든, 골프든 시간이라는 것이 필요한 이유입니다. 한 번을 치고 한 번을 때리더라도 운동의 질을 생각한다면 하나하나 정확하게 하려는 습관을 들여야 합니다. 이제, 본격적으로 필라테스 이야기를 해 보겠습니다.

짐작하시겠지만 골프와 검도뿐만 아니라 이 세상의 모든 스포츠나 무술, 몸으로 하는 어떤 행위든 정확성의 원리로 이야기 하지 못할 것이 없습니다.

하지만 대부분의 사람들이 운동의 질 보다 양을 더 집중하는 것이 안타깝고 또 안타까울 뿐입니다.

필라테스 동작을 할 때 정확성을 무시하고 흔한 다이어트 운동처럼 땀 뻘뻘 흘려가면서 몸이 다치거나 말거나 칼로리 소비만 하려고 하는 운동은 그 순간 이미 필라테스이기를 포기한 것이나 다름 없습니다.

필라테스는 한 동작 할 때마다 유난히도 더 정확성에 초점을 맞춥니다. 그것이 결국 내 몸에 긍정적인 효과를 주기 때문입니다.

동작의 시작자세로부터 호흡의 패턴, 시선의 방향, 몸통 중심부의 안정과 사지 말단의 완벽한 이완과 자유로움에 몰입해서 정확한 동작이 이어지도록 매순간 흐트러지지 않도록 집중해야 합니다. 그것이 정확한 필라테스 동작을 하는 방법이 되겠습니다.

그렇다면 정확한 움직임과 자세는 우리 몸에 어떤 효과를 주는 것일까요? 자칫 무너지기 쉬운 신체의 올바른 자세를 유지하게 해주고 각 관절의 부드러운 움직임을 회복시켜 주며 짧아진 근육과 늘어나 있는 근육의 길이를 조정해 줌으로서 우리의 신체는 더욱 건강해 지는 것입니다.

필라테스는 스포츠 운동 같은 경기 방식이 아니기 때문에 건강에 대한 개념이 강합니다. 몸을 다치게 하면서 까지 운동을 해야 하는 프로 스포츠 선수의 운동 방식으로는 절대 건강한 몸을 만들 수 없습니다.

요즘에 하는 운동들을 보면 일부이긴 하겠지만 마치 태능 선수촌에서 운동하는 것처럼 일반인들이 몸을 혹사 시키는 경우가 있는데요, 절대 착각하지 말아야 하는 것이 그렇게 만들어진 몸은 오래 가지도 못하고 부상의 위험이 너무 높습니다.

운동이라는 것이 건강에 플러스가 되어야 하는데 마이너스가 되는 운동은 좋은 운동이 아닙니다. 물론 특별한 목적을 위해서는 일시적으로 수용해야겠지만 그렇다 하더라도 반드시 휴식이 필요하고 회복관리가 필요하다는 것을 명심해야 하나 뿐인 내 몸을 건강하게 지킬 수 있습니다.

항상 정확성의 원리에 맞춰 양적인 운동이 아닌 질적으로 훌륭한 운동을 하시기 바랍니다.

결국 정도를 꾸준히 가는 사람이 이깁니다.

당신의 건강과 성공을 응원합니다.

건강도 인생도 정확성의 원리에 발걸음을 맞추다 보면 순탄한 길이 이어집니다.

한국메뉴얼필라테스(KMPA)협회장 김유신 대표의 삶과 깨달음 제 12 장

김유신 필라테스 원리 〈3〉 집중

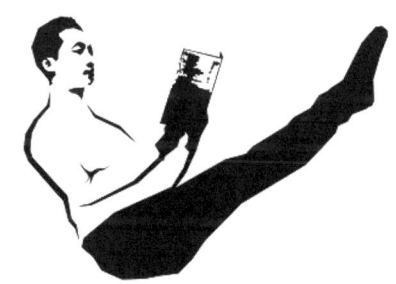

돋보기로 햇빛을 모아 까만 색종이를 태워본 적이 있습니까? DSLR 카메라의 아웃포커싱 기능을 사용해 배경을 흐리게 하고 인물을 돋보이게 하는 사진을 찍어 봤습니까?

옆에서 누가 불러도 의식하지 못할 정도로 책을 읽거나 어떤 일에 몰두해 본 적이 있습니까?

그 모든 것이 집중된 힘이고 몰입의 결과입니다. 집중은 목적 의식을 갖게 하고 온 신경을 활발하게 해서 어려운 과제라도 문제를 풀 수 있는 뇌의 가동성을 끌어 올립니다.

필라테스 동작을 할 때 집중의 원리를 지키기란 쉬운 일이 아니랍니다. 눈빛 하나 숨결 사이에도 집중할 수 있어야 하지만 동작을 하는 내내 붙잡지 못할 때가 많습니다.

한 곳을 바라보는 "시선두기"도 지키지 못해 엉뚱한 곳을 보기도 하구요, 어깨 힘을 빼고 해야 하는 동작에서도 잔뜩 힘을 주고 있기도 합니다.

집중한다는 것은 일시적인 것을 말하는 것이 아닙니다. 집중은 지속을 말하는 단어이기도 합니다. 운동의 목표에 집중해야 하며 그 동작이 가지고 있는 특징과 효과에 대해 집중해야 합니다.

어떤 근육에는 힘을 줘야 하고 또 어떤 근육에는 힘을 빼야 합니다. 그 모든 과정들은 온전히 집중했을 때 조절 할 수 있습니다. 집중은 때에 따라서 엄청난 힘을 발휘합니다.

흐트러진 마음과 정신으로는 작은 심경의 변화에도 포기하고 주저앉을 수 있습니다. 서두에 집중된 힘에 대해서 말씀 드렸습니다. 분산된 빛을 모으는 행위가 바로 집중입니다.

그 집중된 힘이 종이를 태우고 또한 완전한 몰입상태가 되어 위대한 창조물이 나오게 합니다. 우리가 건강을 위해서 필라테스를 하는 입장이라면 품격있는 동작이 이루어지도록 집중의 끈을 놓지 않아야 합니다.

집중의 원리는 다른 연관된 원리를 끌어내고 또한 실현시키는 데 강력한 도움이 됩니다.

집중하는 사람이 어떤 결과를 내듯이 당신도 운동 뿐만 아니라 이루고 싶은 큰 꿈이 있다면 도전하시고 집중해서 만들어 가기를 바랍니다.

한국메뉴얼필라테스(KMPA)협회장 김유신 대표의 삶과 깨달음 제 13 장

김유신 필라테스 원리 〈4〉 호흡

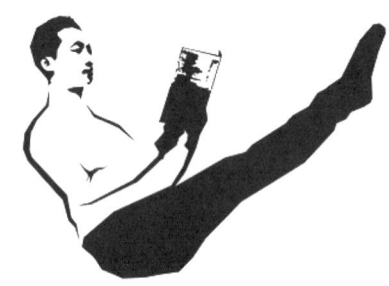

호흡하면 떠오르는 것이 있습니까?

복식호흡, 기공수련, 건강...등의 여러 가지가 생각날 수 있겠습니다. 그렇다면 호흡은 멈추는 것인가요? 아니면 연속적으로 움직이는 것인가요?

모르긴 해도 숨을 일정시간 이상 멈추면 그것은 죽는 겁니다.

목을 매는 경우는 있어도 죽겠다고 숨을 계속 참을 수는 없습니다. 그 이유는 숨 멈춤의 한계치가 되면 우리 몸이 살기 위해 숨을 자동적으로 마시게 되어 있기 때문입니다.

너무도 당연한 이치이고 하나님께서 인간의 몸을 그렇게 설계하고 만드셨습니다. 필라테스를 지도하면서 가장 흔하게 보는 패턴은 동작시에 호흡을 자기도 모르게 멈춘다는 것입니다.

필라테스 관련 책을 보면 많은 강사들이 비슷한 경험을 했다는 것을 알게 되고 전문가들은 그 위험성을 강조하며 '건강하고 싶다면 호흡을 참지마라'고 당부합니다.

보통 힘에 부치거나 버거울 때 자신도 모르게 숨을 참는데 목, 어깨에 불필요한 긴장을 만들고 심하면 혈압까지 올립니다. 따라서 운동중에 숨을 참는 것은 몸에 유익한 것이 하나도 없습니다.

물론 특별한 목적을 가진 운동에는 숨을 참기도 하지만 일반적인 경우는 아닙니다. 예를 들면 고강도의 웨이트 트레이닝이나 깊은 수련 단계에 들어선 기공 같은 것이 있겠습니다.

그 특별한 호흡법을 해서 더 특별히 건강할지는 잘 모르겠습니다. 조셉 필라테스는 운동중에 호흡을 많이 강조했다고 하는데요, 역시나 필라테스 동작을 수련해 보면 그 호흡의 중요성을 잘 느낄 수 있습니다.

자세와 움직임에 맞춰진 과하지 않는 조절된 호흡이 동작을 도와주고 신체 장기와 특히 폐기능을 향상 시켜서 산소가 풍부한 혈액이 잘 돌도록 해줍니다.

그러니 한 시간 동안 호흡에 집중만 해도 얼굴이 밝아지고 머리가 개운해지는 것을 느끼게 됩니다. 실제로 필라테스 수업에서 가장 많이 듣는 말 중의 하나가 머리가 맑아지고 기분이 좋아졌다는 말입니다.

또 힘들게 운동하지 않았는데도 알맞게 땀을 흘려 개운하고 자세가 반듯해 진다고 합니다. 그 모든 것이 호흡이 원동력이 되어 신체를 고르게 발달시켰던 겁니다.

살이 빠지고 자세가 좋아지고 더 건강해 지는 것은 시간과 노력에 따른 편차가 있겠고 유전적인 요인과 현재 자신이 가지고 있는 생활패턴과 의지가 좌우합니다.

따라서 편안하게 시간을 두고 호흡과 함께 필라테스 동작을 실천하다 보면 어느새 몸도 맘도 점점 건강해질 것이 당연합니다.

필라테스 운동이 호흡을 강조하는 또 다른 이유는 바로 코어(몸통 중심)를 강화해서 신체를 바르게 세워 관절과 근육의 기능을 살리기 때문입니다.

그렇게 발달된 중심(코어)의 힘은 일상생활에서부터 스포츠에 이르기까지 효율적 움직임을 제공하고 부상을 예방하고 특히 허리통증을 비롯한 근골격계 문제로부터 자유롭게 할 수 있습니다.

호흡에 사용되는 근육인 횡격막이 코어 기능의 대장이기 때문에 호흡을 강조하는 것이고 중요하게 여기는 것입니다. 호흡이라는 말을 들으면 생각나는 성경 구절이 있습니다.

" 여호와 하나님이 땅의 흙으로 사람을 지으시고 생기를 그 코에 불어넣으시니 사람이 생령이 되니라 " (창 2:7)

하나님의 형상대로 창조되어진 우리는 하나님과 함께 호흡하고 있는 것이라고 생각합니다. 그러니 사람이 호흡을 멈추면 죽는 것처럼 하나님을 떠나서는 살아도 살아있는 것이 아닙니다.

호흡이 중요한 이유는 이렇게 태초에 이미 정해져 있는 것인지도 모릅니다. 피트니스, 재활, 필라테스에서 코어가 중요하다고 외치지만 생명보다 더 중요하겠습니까?

호흡 수련이 이점은 이미 의과학적으로 밝혀져 있는 것이 너무나 많을 것입니다. 그것은 기본이고 진정한 호흡의 가치를 스스로 생각해 보시기 바랍니다. 김유신의 수업을 통해서 호흡을 익힌다면 글로 전하지 못한 느낌을 받으시리라 믿습니다.

내가 알고 있는 호흡은 생리학적 이점을 넘어서 있는 것입니다. 호흡만 바꿔도 건강이 달라집니다.

한국메뉴얼필라테스(KMPA)협회장 김유신 대표의 삶과 깨달음 제 14 장

김유신 필라테스 원리 〈5〉 흐름

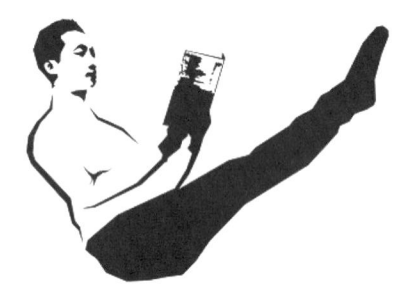

당신은 이 순간 어디에 있습니까?

당신의 꿈은 끊임없이 연결된 실천력으로 점점 현실이 되어가고 있습니까? 그렇지 않다면 필라테스 원리, 흐름의 원리를 잘 읽어 보십시오.

정체되지 않고 연속적이고 지속적인 움직임을 두고 필라테스에서는 흐름의 원리로 표현합니다. 신체 건강측면에서 흐름의 원리는 대단히 중요합니다.

몇 가지 신체 순환을 살펴보면 혈액 순환을 비롯해서 살아 있

는 동안 들고 나는 호흡의 순환이 있습니다.

숨쉬기는 호흡의 원리에서도 이야기 했습니다만 숨을 쉬지 않는 것은 죽는 것입니다. 숨을 짧게 쉬거나 멈추면서 불규칙하다면 죽지는 않아도 죽음에 가까운 것인지도 모릅니다.

즉, 건강한 상태라고 보기는 힘들다는 것이죠.

호흡의 흐름은 늘 산소와 이산화탄소가 적절한 비율로 순환이 되어야 하고 급작한 상황을 대처할 수 있는 호흡기계통의 컨디션을 잘 유지하고 있어야 합니다.

그것은 늘 자동적으로 기능해야하고 또한 능동적으로 훈련되어져야 그 기능을 발휘할 수 있습니다. 하지만 현대인의 건강상태에서 호흡의 흐름, 그 흐름의 원리를 지키기란 쉽지가 않습니다.

숨을 잘 쉴 수 있는 신체구조가 이미 틀어져 있기 때문입니다. 그래서 필라테스 동작을 통해서 호흡을 잘 할 수 있는 척추와 흉곽의 기능을 살리는 것입니다. 바로 숨의 기능을 잘 흐르게 만들어야 건강에 도움이 되기 때문입니다.

혈액순환은 또 어떻습니까?

나는 수기요법을 했던 사람으로 혈액순환이 얼마나 건강에 도움이 되는지 잘 알고 있습니다.

마사지나 교정의 효과를 이런저런 말들로 이야기 하지만 결국 혈액순환의 도움으로 아픈 몸이 회복되는 것을 부인하지 못합니다.

필라테스에서는 움직임의 흐름을 강조합니다. 호흡의 흐름과 맞춰진 멈춤 없는 동작의 연결성이 산소의 흐름, 즉 혈액순환의 과정으로 건강한 몸이 만들어 집니다.

로버트처럼 경직되고 구분된 움직임이 아닌 자연스럽고 예술적이도록 아름다운 움직임을 우리는 표현할 수 있습니다. 그것은 신경계의 감각과 운동, 산소를 포함한 에너지 대사의 흐름, 각 관절과 근육이 서로 협응하여 만들 수 있습니다. 흐름의 원리는 사람이 세운 계획의 실천에서도 그 진가를 발휘합니다.

난 2017년에 필라테스 실천력 365일 이라는 프로젝트를 홀로 실천했습니다. 그리고 12월 31일에 365일을 성공했고 실천력 상을 스스로에게 주었습니다.

내가 365일 동안 필라테스 운동을 실천할 수 있었던 것은 바로 흐름의 원리를 적용했기 때문입니다.

이 흐름을 깨는 순간 나의 꿈도 사라진다고 생각했고 운동의 양과 질보다는 꾸준하게 이어간다는 마음으로 천천히 호흡을 가다듬었습니다.

기어이 난 성공했고 그렇게 마련된 발판으로 다음 계획을 실천하고 있습니다. 당신에게 꿈이 있고 그 꿈을 이루고 싶다면 그것이 건강이든, 성공이든 문제가 안 됩니다.

　흐름의 원리로 작은 것부터 실천해서 이루시고 더 어려운 과제들을 잇따라 성공 시켜서 크고 위대한 꿈을 계획하고 마침내 이뤄내는 성공자가 되십시오.

한국메뉴얼필라테스(KMPA)협회장 김유신 대표의 삶과 깨달음 제 15 장

김유신 필라테스 원리 〈6〉 조절

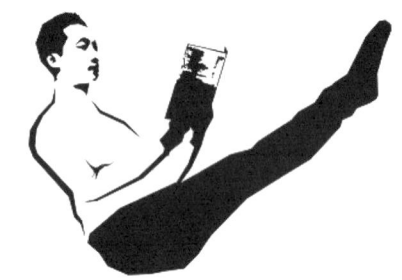

중심부터 정확하게 집중해서 호흡의 흐름을 조절하라!

이 문장에서 가장 중요한 키워드가 무엇일까요? 난 주저 없이 "조절"이라는 단어를 선택합니다. 과하거나 모자람 없이 딱 알맞은 힘이 우리에겐 필요합니다.

중력을 대항해서 살아가야 하는 인간들에겐 선택의 여지가 없습니다. 중심에서 즉, 중립에서 벗어난 자세와 움직임을 체크하면서 마지막으로 최종적인 조절로 어떠한 결과를 만들어 냅니다.

완전해 졌을 때 또는 완전해 지기 위해서 무엇을 하는 것이 아

니라 끊임없이 도전하고 그 과정을 즐기는 것이 필라테스의 매력입니다.

당신에게 부족하거나 넘치는 것이 무엇입니까? 그것을 먼저 파악하고 머리로 알았다면 이젠 행동으로 조절하십시오.

부족한 것이 있다면 채우기 위해서 노력해야 할 것이고 넘치는 것이 있다면 겸손을 배우고 적당한 선을 지킬 수 있는 지혜를 구해야 합니다.

주변을 돌아보면 온통 조절하고 세심하게 주의해야 하는 것들이 태반입니다. 하루의 일과를 마치고 잠을 잘 때 수면 시간과 환경을 조절해야 하고 아침에 일어나면서 알람시계를 누르면서 일어날지 좀 더 잘지를 선택하고 의지를 조절해야 합니다.

업무 중에 스트레스를 조절해야 하고 만나는 사람들의 이야기를 들어줘야 하고 시간을 조절하고 심지어 나의 꿈을 조절해야 합니다.

살면서 수많은 선택의 기로에 놓일 때 올바른 판단을 하기란 쉽지 않습니다. 잘못된 선택으로 후회하는 사람들이 또한 얼마나 많습니까?

선택을 할 때 바로 결정하지 않고 신중하는 이유는 그 결정으로 인해서 올 수 있는 부정적인 일들을 피하기 위해서입니다. 바로 현명한 선택을 하기 위해서입니다.

정확하고 올바른 판단을 할 수 있는 통찰력을 얻기 위해 신체 운동을 사용하는 것입니다. 바로 필라테스를 통해서 몸을 조절하고 완벽에 가깝도록 나의 몸을 움직이게 한다면 그것은 곧 정신 상태를 온전하도록 조절할 수 있게 되고 어리석은 판단을 하지 않게 됩니다.

신체, 즉 몸을 사용하고 훈련하면서 제어력을 키우면 결국 마음과 정신까지도 컨트롤 할 수 있는 건강한 몸을 만들 수 있습니다.

지배하고 다스려야 할 것은 세계이기 이전에 나 자신입니다. 나를 다스리는 사람은 세계를 평정하는 능력을 가지고 있습니다. 정말입니다. 그것이 곧 필라테스가 가지고 있는 조절의 힘입니다.

한국메뉴얼필라테스(KMPA)협회장 김유신 대표의 삶과 깨달음 제 16 장
김유신의 기지개 건강법

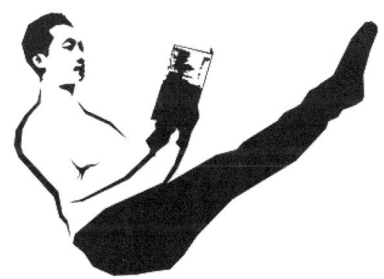

당신은 프리 필라테스에 대해 들어본적 있나요?

프리 필라테스는 해부학적 단순 가동성에 기반한 동작으로서 대부분 복합적인 면이 아닌 단면의 움직임을 표현하고 있습니다. 여러 필라테스 단체에서 다양하고 독특한 이름으로 불려지고 있으며 지금도 조금씩 발전하고 있습니다.

해부학책을 보면 인체의 움직임을 표현할 때 굴곡, 신전, 회전 등의 용어를 쓰는데 그와 같은 종류의 동작이 프리 필라테스입니다. 가동성, 즉 움직임에 대한 동작이 있고 움직임이 효율적으로

나오도록 몸통 중심부나 팔, 다리의 뿌리가 되는 골반, 견갑대의 안정성 강화, 인지도 프리 필라테스의 한 종류입니다.

프리 필라테스는 그 모든 것을 통합하고 효과적으로 훈련 시키는 기본적인 틀이 됩니다. 누군가에겐 쉬운 동작이 되겠지만 다른 누군가에겐 도전이 되면서 훈련으로 이어집니다.

사람의 신체 기능은 그 만큼 차이가 있고 환경에 의해서 발전하기도 하고 퇴보하기도 합니다.

기본기가 갖춰지면 본격적으로 필라테스 매트 동작이 들어가게 되는데 그렇다면 프리필라테스는 어떻게 나오게 된 것일까요? 아마도 아직 사람들의 신체 기능 수준이 생각보다 바닥이고 자칫 준비되어 있지 않은 몸으로 무리한 동작을 하게 되면 오히려 건강을 회복시키는 필라테스가 독이 될 수도 있기 때문이라 생각합니다.

따라서 프리 필라테스 동작으로 자신의 신체 기능 상태를 파악할 수 있고 자가진단과 평가가 되면서 효과적인 운동 프로그램을 계획할 수 있는 것입니다.

너무나 단순한 동작이지만 자신을 돌아볼 수 있는 계기가 되기 때문에 신체기능의 발전을 떠나 한 인간으로서 어떻게 살아 왔느냐에 대한 회고가 되고 미래를 좀 더 밝게 그릴 수 있는 동기부여가 된다고 생각합니다.

자, 이 책을 잠시 내려놓고 기지개를 한 번 켜 보십시오!

등이 잘 펴지고 팔이 귀 옆에 붙으면서 손이 하늘로 쭉 올라가는 느낌이 시원하지 않습니까? 몸에 나타난 모든 것을 놓치지 말고 감각을 예민하게 느껴보세요! 그 감정이 당신의 몸입니다.

가벼운 스트레칭도 필라테스가 될 수 있고 우리 몸을 상쾌하게 합니다. 기분을 북 돋아 주며 매 순간 기운 나도록 맑은 정신이 당신의 몸을 이끌 것입니다.

기지개를 켜세요!!
언제라도 말입니다.
기지개가 건강의 시작입니다.

한국메뉴얼필라테스(KMPA)협회장 김유신 대표의 삶과 깨달음 제 17 장

창조론적 관점에서 건강법을 만들다

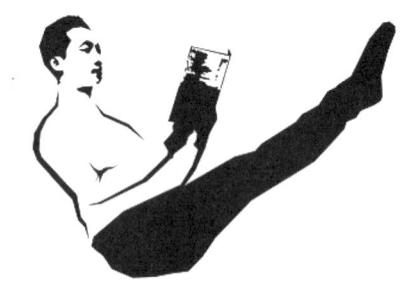

당신은 창조론을 믿습니까? 아니면 진화론을 믿습니까?

나는 기독교인입니다. 하나님의 자녀임을 믿고 예수의 이름으로 구원을 받았으며 이 세상을 감사함으로 살아갑니다.

서두에 창조론과 진화론을 꺼낸 이유는 많은 전공 서적(수기요법, 필라테스)이 진화론적 관점으로 풀어 썼다는 사실이 의아하기 때문입니다.

특히 신체의 특징과 움직임을 표현할 때면 진화론의 배경이 꼭 들어가더라 말이죠. 그런데 최근에 필라테스 전공 서적을 봤는데

필라테스의 창시자인 조셉이 이런 글을 썼더군요.

"최종적인 분석에 따르면, 우리는 물질적 진보와 완벽함을 추구하는 과학과 발명의 시대에 살면서 수많은 새로운 기계 또는 제품을 생산해 냈음에 스스로 자랑하고 있지만, 그 보다 더 복잡하고 위대한 창조물이 바로 인간임을 간과해서는 안 될 것이다."

신체와 건강에 대한 이야기를 하면서 창조론적 시각을 갖고 있는 사람은 많이 없습니다. 조셉은 여러 창조물을 관찰하면서 얻은 통찰력으로 가장 위대한 창조물인 인간을 건강하도록 운동방법을 만들었습니다.

소도구와 기구를 발명했고 자신이 계발한 운동법을 많은 사람들에게 알리기 위해서 최선을 다했습니다. 그가 믿음이 있었던 사람이었는지 알 수는 없지만 인간의 타고난 신체지능을 믿고 건강의 회복을 위해서 평생을 헌신했던 삶이 있었기에 오늘날 많은 사람들이 필라테스를 통해서 건강해 졌습니다.

인간은 지금 이 시간에도 끊임없는 창조물의 결과를 쏟아내고 있습니다. 그것이 어디서부터 왔는지를 알고 난 그 지혜와 창의력을 믿습니다.

누군가를 뛰어 넘는 것이 어떤 의미가 있는지 알 수 없지만 난 조셉을 뛰어넘어 하나님의 백성들이 이 땅에서 행복하고 건강한 삶을 살도록 도울 것입니다.

하나님께서 부어주신 지성과 지혜를 사모하기에 결과는 그저 그 분께 맡깁니다.

분명한 것은 조셉이 했다면 김유신도 할 수 있습니다. 김유신이 했다면 당신도 할 수 있습니다. 그렇지 않을까요?

보다 더 효과적으로 실천하기 쉽도록 우수한 운동법을 고안하고 만들어 몸이 아파 힘든 분들께 도움이 되도록 할 것입니다. 이제 남이 만들어 놓은 것만 부러워하고 그저 갖다 쓰는 삶을 졸업합니다.

내 안에 나도 모르는 깨달음을 끄집어 내서 선한 도구로 활용할 것입니다. 아직 세상에 없던 것을 만들어 냅니다.

창조론적 관점에서 나도 할 수 있습니다.

모든 지혜는 하나님으로 부터 나왔으며 또한 세상 모든 만물이 하나님께 속한 것입니다. 그리고 나는 하나님의 형상대로 지어졌다는 사실을 믿기에 당당히 선포합니다.

건강과 생명을 회복시킬 수 있는 가치를 만들 것입니다.

한국메뉴얼필라테스(KMPA)협회장 김유신 대표의 삶과 깨달음 제 18 장

골반교정에 대한 김유신 굿볼필라테스 후기

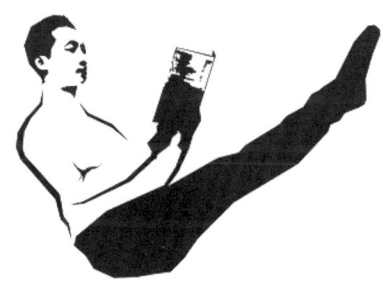

필라테스로 골반이 교정 되나요?
굿볼로 다리길이가 같아실까요?

골반교정, 짝궁뎅이, 힙업, 치마가 돌아갔네, 바지 밑단이 밟히네, 다리 길이가 틀리네...라는 별의 별 말들이 많습니다. 그리고 조금만 검색해 보면 골반 교정의 방법론 또한 무지 많습니다.
　효과가 좋은 것도 있고 별 볼일 없는 것도 많은데 중요한 것은 꾸준한 실천이 필요하다는 것입니다.

첫 방문한 27세 여성 회원님의 사례를 올려 봅니다. 눈에 보이는 확연한 척추 측만증에 허리 통증을 호소 하셨습니다.

척추측만증이라는 것이 운동(필라테스) 조금 한다고 쉽게 교정되는 것이 아닙니다. 요통 조절과 약간의 자세개선, 신체 움직임 기능을 향상 시킬 수는 있습니다.

거기다 믿는 구석(굿볼)이 있기 때문에 든든합니다. 오늘도 굿볼의 효과를 기대합니다. 몇 가지 테스트를 하고 누웠는데 회원님의 허리 밑으로 주먹 하나가 통과될 정도로 아치가 깊었습니다. 그것은 골반이 앞으로 많이 기울었다는 증거가 됩니다.

골반이 앞으로 많이 기울어질수록 그림에서 보는 것처럼 키까지 잡아먹고 있습니다. 그리고 뭔가 우울해 보이는군요.

앞쪽 골반의 양쪽 돌출된 부위(전상장골극)와 치골을 연장한 면(손바닥)이 바닥면과 평행하면 정상 중립위치이고 치골이 상대적으로 낮은 면 골반이 앞으로 기울어진 것입니다.

전상장골극이 낮으면 골반은 뒤로 기울어서 척추의 형태는 일자가 됩니다. 센터에 방문한 회원님은 체크가 필요 없었습니다. 바로 보일 정도로 그 만큼 각도가 컸습니다. 그리고 궁금했습니다. 굿볼과 필라테스 동작의 조합이 어떤 결과를 만들지 말입니다.

결과는 싱거울 정도로 너무도 간단하게 골반의 심한 불균형이 정상위치에 가깝게 되었습니다.

그럼 이제 끝난걸까요?
드라마틱하고 기적처럼 교정되었던 골반이 평생 가나요?

그건 말도 안 되는 사기입니다. 사람 몸 그렇게 쉽게 바뀌지 않습니다. 한두 번 걸어간 흔적으로 절대 길이 생기지 않는 것과 같은 이치입니다.

다만, 굿볼이라는 것으로 방법을 배웠으니 집에서도 쉽게 운동하고 자가이완, 교정 할 수 있는 확실한 대안이 생겼다는 겁니다. 현재 자신이 안고 있는 신체적 약점과 단점을 보완하고 좀 더 나은 컨디션으로 살 수 있다는 점이 굿볼건강법의 가장 큰 매력이라고 생각합니다.

필라테스 한다고 연예인, 모델 몸매가 되고 굿볼 건강법 실천한다고 평생 통증 없이 사는 것이 아닙니다. 자신의 몸을 사랑하고 보듬어 주는 마음으로 운동도 하고 굿볼도 한다면 최상의 컨디션, 지금 이 순간의 최적화된 몸을 가질 수 있습니다.

한국메뉴얼필라테스(KMPA)협회장 김유신 대표의 삶과 깨달음 제 19 장
인생의 터닝포인트, 그것은 위치선점!

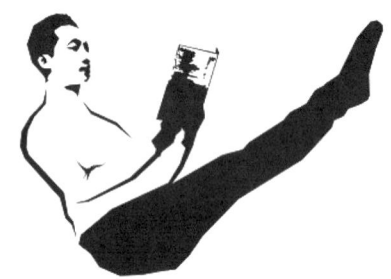

당신은 현재 자신의 위치에 만족하십니까?

당신이 위치한 곳은 스스로 원했던 곳인가요? 아니면 떠밀려서 겨우 서 있는 곳입니까?

나는 지금 보다 더 높은 자리에 대한 꿈이 있었고 그 꿈을 이루기 위해서 나름대로 노력했습니다.

가장 대표적인 것이 보완대체의학 석, 박사 과정 수료입니다. 학력에 대한 콤플렉스를 해결하고 나면 모든 일이 순조롭게 되고 손님도 많아지고 사람들이 나를 더 전문가로 인정해 줄 거라고

생각했었습니다.

물론 조금은 도움이 되었고 과정 중에 지적 호기심을 채운 것은 사실입니다. 하지만 딱 거기까지입니다.

학위가 중요한 것이 아니라 나의 직업과 능력에 대한 포지션은 결국 내가 만든다는 것을 깨달았습니다.

세상엔 학위가 없어도 자기 분야에서 성공한 사람들이 많고 여전히 발전해 가고 있습니다. 끊임없는 자기 계발과 공부로 자신의 가치를 최대한으로 끌어올립니다.

학위를 위해 애쓰지는 않지만 다른 방법으로 열심입니다. 그 깨달음을 알기까지 시간이 좀 걸렸고 비용도 만만치 않게 들었습니다.

나의 가치를 높이고 삶이 풍요로워 지는 방법은 여러 길이 있었을 것입니다. 다양한 길에 대한 방법을 가이드 해 줄 사람이 있었다면 먼 길 돌아가지 않았겠지만 오히려 내가 이 길을 가봤기에 누군가를 코칭해 줄 때 도움을 줄 수 있겠다는 생각을 해 봅니다.

결국 선택은 본인이 하겠지만 나의 경험과 상담은 가치가 클 것입니다. 인생의 위치선점을 보다 현명하게 해야 합니다. 아무 노력도 하지 않는 사람은 해당사항이 없습니다.

하지만 뭔가를 바꿔보려고 부단히 노력하는 사람이라면 내 말을 잘 들어보십시오. 우연히 검도 블로그 이웃님의 포스팅을 보고 위치 선점의 중요성을 깨닫게 되었습니다.

위치 선점이란 내가 먼저 유리한 위치에 미리 가 있는 것을 말합니다. 검도는 죽도를 들고 마주서서 중단 싸움을 통해 기세를 올리고 결국 그 중단 싸움에 우위를 점한 사람이 공격의 기회를 갖고 한 박자 먼저 상대를 타격해서 이기는 것입니다.

죽느냐? 사느냐?의 승부에서 위치선점은 아주 중요합니다. 제 아무리 실력이 좋은 사람도 위치선점을 잘못하게 되면 그 싸움은 불리해집니다.

그래서 인생을 사는데 있어서도 출발선이 중요하고 더 중요한 것은 유리한 고지에 먼저 서는 위치선점이 중요합니다. 흔한 말로 금수저로 태어나야 하고 줄을 잘 서야하고 학벌이 좋아야 유리한 세상일수도 있습니다.

하지만 꼭 그렇게 해야만 성공하는 세상이라면 너무나 안타깝고 슬픈 일입니다. 다행이 나는 비록 먼 길을 돌아왔지만 이제라도 더 나은 위치선점을 하게 되었습니다.

그것은 바로 박사학위 논문이 아닌 나의 깨달음을 담아 펴내는 책쓰기입니다. 당신이 읽고 있는 이 책으로 내 인생도 바뀌었습니다. 이젠 독자, 고객, 평범한 누군가의 건강에 대한 생각도 고쳐주게 됩니다. 인생의 기적이 일어났습니다.

필라테스를 하면서 느꼈던 것, 회원들을 지도하면서 배웠던 것, 전공 서적을 보면서 고민했던 답을 찾은 것들이 큰 깨달음이 되어 출판이 된다면 그것처럼 가치있는 것도 없을 것입니다.

나의 발전과 성장을 위해 책을 씁니다. 책쓰기를 통해서 나의 유리한 위치선점은 확고해 집니다. 겉보기에는 더딜지 몰라도 오히려 탄탄해지는 과정이고 크게 도약하기 위한 단단한 발판이 만들어 지는 것입니다.

날아오르는 모습을 분명히 보여드리겠습니다.

한국메뉴얼필라테스(KMPA)협회장 김유신 대표의 삶과 깨달음 제 20 장

천재작가 김유신, 응원합니다

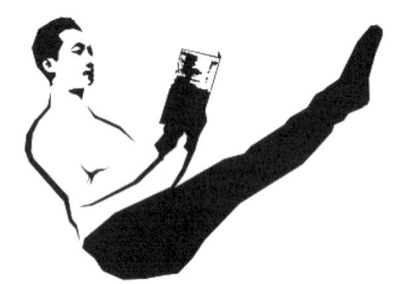

천재작가 김유신.

당신의 등단과 성공을 축하드립니다.

깨달음의 글쓰기로 많은 사람들에게 꿈과 희망이 뿌려지기를 기대하고 응원합니다. 하나님의 기름부음을 받아 당신의 천재성을 꺼내십시오.

이미 부여받은 달란트라는 사실을 당신은 누구보다 잘 알고 있습니다. 당신의 지혜는 꺼내 쓸수록 모자라지 않고 오히려 더 좋은 것으로 차고 넘치는 곳간임을 명심하십시오.

한 사람의 생명과 세상의 변화가 당신의 깨달음에서 결정됩니다. 더 이상 주저하지 말고 도전하고 전진하십시오.

나태함과 소심함은 당신 스스로를 포함하여 가족과 주변 모두에게 불행입니다. 변화의 시작은 당신의 깨달음이라는 사실을 다시 한 번 마음판에 새기고 세상을 향해 담대하십시오.

전쟁은 여호와께 속한 것입니다.

스스로 어찌할 수 없는 일에 고민하고 움츠러들지 말고 하나님의 말씀이 칼과 방패가 되어서 전쟁을 승리로 이끈다는 사실을 믿고 맡은 사명을 감당하십시오.

이루시는 분은 하나님이시지, 내가 아님을 알아야 합니다. 따라서 자만할 것도 없고 더더욱 약해질 것도 없습니다. 묵묵히 조용히 한 발씩 떼면 됩니다.

그 수고를 보고 계시는 분이 있고 또한 인도하시니 무엇이 근심이 되겠습니까?

이미 저 멀리서 부터 승전보가 울리고 있습니다. 당신이 해야 할 일은 기쁨의 춤을 추고 찬양하는 것입니다. 두려움에 떠는 것은 내 몫이 아니라고 선포하십시오.

이 세상을 창조하신 분이 누구이며 주권자가 누구입니까?

답은 나와 있고 변명의 여지가 없습니다. 두려움과 불안함은 결코 하나님께서 주시는 시련이 아닙니다.

그것은 사단의 유혹이며 거짓입니다.

당신은 두려울 것이 없습니다. 또한 이루지 못할 것도 없습니다.

사단에게 넘어져 질퍽한 땅을 갈 것인지 하나님과 동행하여 탄탄대로를 구름 위를 걷듯이 갈 것인지는 바로 당신이 선택하는 것입니다.

그 선택에 있어 필수 선행요소는 믿음입니다. 또한 그것이 전부입니다. 당신을 끝까지 응원합니다. 하나님과 동행하여 완주하십시오. 이미 이루었다는 것을 확신합니다.

한국메뉴얼필라테스(KMPA)협회장 김유신 대표의 삶과 깨달음 제 21 장
승리의 전리품

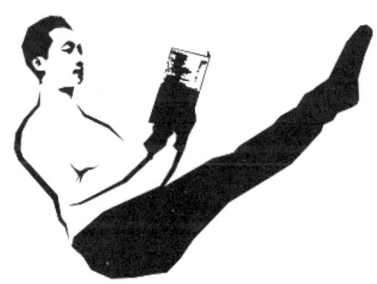

당신은 수기요법 전문가입니까?

당신은 왜 수기요법을 하십니까?

배운 게 도둑질이라고 그 일 밖에는 할 줄 모르시나요?

좋습니다. 어떤 사명감에서든지 직업 때문인지 모르겠지만 어쨌든 우리는 그 일을 하고 있습니다. 수기요법의 목적은 통증을 조절하고 체형을 바로 잡아 건강에 도움이 되게 하는 것입니다. 즉 건강의 회복이 수기요법의 목적이라고 할 수 있겠습니다.

지금 부터는 스케일을 크게 해서 건강의 회복 대신 생명의 회

복이라고 해 봅시다.

생명의 회복을 위해서 도움이 되는 많은 방법들이 있을 것입니다. 그 중에 하나가 수기요법이고 그 중에 하나가 또 운동(필라테스)입니다.

절묘하게도 수기요법은 수동적인 관리고 운동은 상대적으로 더 능동적인 관리라고 볼 수 있습니다. 그래서 저는 운동과 수기요법을 결합한 모델을 계속 고민했었고 마침내 부족하게나마 스스로 시작하였습니다.

여러 고비가 있었지만 박사 학위에 대한 깊은 고민을 하면서 결단 했던 것이 힘이 되었습니다.

저는 수기요법을 10년 이상 해 오면서 몸이 불편한 수많은 사람들을 만나봤습니다. 그렇게 시간이 지나면서 제 안에 어떤 목마름이 있었습니다.

학력에 대한 콤플렉스, 현대의학을 체계적으로 공부하지 못했던 것에 대한 아쉬움 등이 섞여 직업에 대한 자부심마저 낮았던 것 같습니다.

그래서 실력을 쌓기 위해 여러 학회와 단체 등을 찾아가 지적 호기심을 채웠습니다. 그것도 모자라 대체의학 석, 박사과정까지 마쳤습니다.

하지만 박사 수료 후에 학위 논문을 쓰는 시점에서 혼란이 찾아왔습니다. 그 동안 부족한 부분을 해결하기 위해 달려왔지만 과연 그것이 해결되었나?

자문하게 되었고 답은 '아니오' 였습니다.

나를 포장하는데 급급했던 것이고 세상 사람들에게 그럴 듯하게 보이는데 혈안이 되었던 것이지 절대 내 안에 자존감과 어떤 뿌듯함과는 거리가 멀었습니다.

외부에서 답을 찾으려고만 했고 스스로는 고뇌의 흔적이 없었던 것입니다. 물론 석, 박사 과정을 통해서 많은 것을 배웠고 그 안에서 세상을 볼 수 있는 눈을 가졌던 것이 사실입니다.

하지만 박사 논문으로 또 한 번의 포장을 하는 것 보다 진실한 나를 찾아보자는 마음으로 박사 학위는 내려놓았습니다.

세상은 내게 말 합니다. 그것은 넘지 못할 핑계를 대고 있는 것 뿐이라고, 단지 복잡한 상황을 합리화 시켜 피하는 것이라고 합니다.

그런 마음이 전혀 없지 않기에 변명은 못하겠습니다. 그렇다고 제 안에서 동기부여가 전혀 일어나지 않으니 나의 결정을 믿기로 했습니다. 주변에선 이렇게 말했습니다.

"왜 여기까지 와서 박사학위를 포기하느냐? 후회할거야."

말이 많았지만 전 확실한 선을 그었고 내 자신이 내린 결정에 확신이 있었습니다. 그렇게 결정을 하고 나니 세상이 달리 보였고 더 넓은 시야를 갖게 되었습니다.

그리고 진정한 나 자신이 말해주는 꿈을 갖게 되었습니다.

그렇게 해서 수기요법과 운동요법(필라테스)를 결합한 최적화 된 모델을 만들게 되는 강력한 동기 부여가 되었습니다.

박사 학위를 내려놓고 한국매뉴얼필라테스 협회장이 되었고 논문 보다는 평생 동안 책을 수십 권 이상을 쓰겠다는 포부를 갖게 되었습니다.

그런 마음이 통했는지 나를 안내해줄 코칭 선생님을 알게 되었고 막연한 바람이 될 수 있는 큰 꿈들이 구체화 되고 하나씩 실천하게 되었습니다.

추진력 없는 내가 과제를 하나씩 완성해 갈 때 마다 성공자의 길이 보이고 내가 내린 결정에 확신이 더 해지고 있습니다. 시류에 휩쓸리지 않고 나만의 천재적인 길을 찾았다는 자부심이 이제 무한 성장하고 있습니다.

내가 원하는 진정한 나를 발견하는 것이 이미 성공이라는 사실을 알게 되었습니다. 나의 가치를 최상으로 끌어 올리기만 한다면 돈이 문제가 아니고 명예가 문제가 아닙니다.

굳이 신경 쓰지 않아도 따라오는 전리품일 뿐입니다.

스스로 싸워서 이겨낸 포상이지 그것이 목적이 아니라는 말입니다. 당신이 수기요법 전문가라면 깊은 고민을 하고 자신만의 무기를 만드십시오.

고뇌하고 또 고뇌했을 때 무엇인가 보일 것이고 그 길을 안내 받고자 한다면 저에게 말씀 하십시오.

'제게도 꿈이 있습니다.'

'그 꿈을 이제 이루고 싶습니다.'

혹시 당신도 이렇게 생각하지 않습니까? 나만의 꿈을 갖고 있고 또한 어떻게 구체적으로 풀어갈지 방법이 궁금하다면 나 김유신에게 찾아오십시오. 내가 도와주겠습니다. 그 마음 저도 충분히 알기에 답을 드릴 수 있습니다.

당신도 이미 성공자입니다.

한국메뉴얼필라테스(KMPA)협회장 김유신 대표의 삶과 깨달음 제 22 장
깨달음을 책에 담아 백년 유산을 남겼다

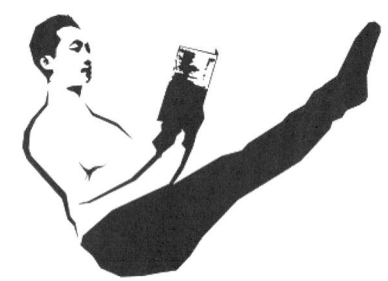

당신은 깨달음을 추구합니까? 삶 속에서 자주 깨닫습니까?

나는 깨닫는 것을 좋아합니다. 책 쓰기에 대한 코칭을 받으면서 발견한 것이 있습니다. 그것은 내가 책 쓰기에 최적화 되어 있다는 것입니다.

난 깨닫는 것이 취미이자 특기입니다. 혹시 당신도 그렇지 않나요? 하나님의 형상을 닮은 지성이 있다면 그것은 원래부터 가지고 태어난 인간의 독창적인 특징입니다.

책을 보면서, 음악을 들으면서, 필라테스를 하면서, 여행중에,

대화중에, 수업에서, 일상에서, 샤워중에, 문득 떠오르는 아이디어나 깨달음으로 설레이고 기분이 좋아질 때가 많습니다.

그 때 마다 어떤 행복감과 약간의 우월감이 들기도 합니다. 그 날 하루가 감사하고 열심히 살아야겠다는 의지와 열정이 타오릅니다.

영감이 사라지기 전에 빨리 메모를 하고 싶고 입이 근질거려 아내에게 깨달은 것을 이야기 하곤 합니다.

공감해 주기도 하지만 시큰둥할 때가 더 많습니다. 내 안의 깨달음이기에 그럴 수 있습니다. 그렇다고 절대 스스로는 실망하지 않습니다.

오히려 그 깨달음의 차이에 대해서 또 깨닫게 됩니다. 그런데 그 깨달음을 책으로 써서 다른 사람들에게 전해 줄 수 있고 또 공감하고 찾아오는 이에게 도움을 줄 수 있다는 사실이 그저 벅차고 놀라울 따름입니다.

그런 점에서 책 쓰기는 나에게 딱 맞는 일이고 아주 매력적인 일입니다.

"말은 휘발되고 글은 지워지지만 책은 역사가 됩니다."

수많은 말을 하고 또, 들었지만 어느새 사라집니다. 좋은 글을 쓰고도 세상에 당당히 내 놓지 못한다면 곧 잊혀집니다.

하지만 한 번 출간 된 책은 수정할 수도 없고 시간이 지날수록 여러 사람들에게 읽혀지면서 역사로 남게 됩니다. 그 전에는 '내가 과연? 할 수 있을까?' 라는 의기소침함이 있었습니다.

이제는 '이것 말고 뭘 할 수 있을까?' 라는 생각이 듭니다. 이렇게 천재적인 글쓰기로 나 뿐만이 아니고 내 주변 모든 사람들에게 심지어 전혀 알지 못하는 사람들에게 까지 긍정적인 영향을 미칠 수 있다니 이처럼 흥분되는 일은 없습니다.

그 날을 기대하면서 오늘도 맘껏 깨닫고 실컷 책을 씁니다. 그야말로 온전한 길에 들어선 기분입니다. 누구나 자신의 흔적과 걸어온 길을 남기고 싶은 것이 사람들의 내면에 자리잡은 의식일 것입니다.

당신도 자신만의 역사를 남기고 싶지 않습니까? 어떤 이유에서든지 도전하지 못하고 아쉬움과 후회로 결국 삶을 마감한다면 그것처럼 안타까운 일도 없는 것 같습니다.

자, 이제 어떻게 하시겠습니까? 살면서 깨닫는 것이 하나도 없을 수는 없습니다. 그 깨달음을 쓰면 됩니다.

글을 쓰면서 성장하고 또 깨닫습니다. 그 깨달음으로 다시 글을 쓰고 이미 어제의 내가 아닌 거인이 된 나를 오늘도 발견합니다. 내 깨달음을 썼을 뿐인데 그 책을 읽고 내가 바뀌었습니다.

내 독자의 삶이 바뀌었습니다. 내 고객의 삶이 바뀌었습니다.

블로그는 매일 새롭게 세팅됩니다.
SNS는 몇 초마다 세팅됩니다.
뉴스도 하루면 생명을 다 합니다.

유일하게 백년 마케팅이 가능한 것은 책 마케팅뿐입니다. 난 하나님의 방법으로 일합니다. 내 역사가 내 아이들과 가족에게 전달됩니다. 내 자녀들은 내 책을 보고 나보다 더 큰 깨달음을 얻고 더 큰 일을 할 것입니다.

사업을 하기 위해 책을 써내기 시작했지만 그 책이 시간이 흐를수록 김유신의 가문을 바꾸는 것입니다. 난 천재적인 책 쓰기로 거인이 되었습니다.

당신도 거인이 되고 싶지 않습니까?

한국메뉴얼필라테스(KMPA)협회장 김유신 대표의 삶과 깨달음 제 23 장

난 꿈꾸는 소년 김유신이다

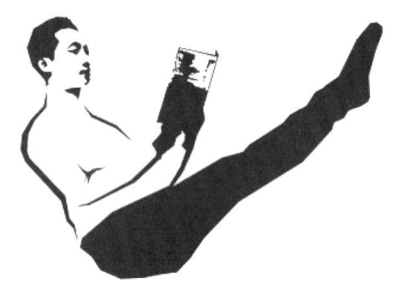

당신은 꿈이 있습니까? 너무 오래된 일이라구요?

나는 꿈이 있습니다. 아주 많은 꿈을 가지고 있죠.

별명이 꿈꾸는 소년입니다. MBTI 성격 검사에서도 성향이 그렇다는군요.

그래서 그런지 매일 꿈을 꾸고 새로운 꿈이 자꾸 생겨납니다. 하루하루 꿈 때문에 설레이고 생활의 활력이 됩니다. 한 해를 돌아보는 시기가 오면 뭔가 이루어 놓은 것이 있어 하나님께 감사드립니다.

그렇다고 제가 꿈꾸었던 모든 것을 다 이루었을까요?

사실 막연한 꿈들이 더 많았고 실천하지 못해 결과가 없는 계획들도 셀 수 없이 많습니다.

하지만 열 가지의 계획 중에 한 가지 정도는 이루는 것 같습니다. 꿈이 있었기에 가능했던 것이죠. 시작도 하지 못했던 계획과 허무맹랑한 영화 같은 일을 공상하기도 하지만 제겐 꿈이 있다는 그 사실 자체가 활력이고 삶의 원동력이 됩니다. 꿈이 있다는 것은 늘 좋은 일입니다.

삶의 동기부여가 되고 희망을 가질 수 있으니깐요.

아무런 기대 없이 인생의 스케치마저 하지 않는다면 사는 의미가 없을 것이고 그냥 그렇게 되는대로 살 것이 뻔하기 때문입니다.

꿈을 꾸고 실천하고 이루어 내는 것도 연습이고 훈련인 것 같습니다. 어린 시절의 꿈을 어른이 되서도 끝까지 유지하고 실천하여 마침내 성공한 사람들은 정말 대단한 사람입니다. 아무나 그렇게 되지 못하고 절대 쉬운 일이 아님은 분명합니다.

그렇다고 당신과 나 같은 평범한 사람들은 꿈을 꾸면 안 되는 것인가요? 절대 그렇지 않습니다.

우리 모두는 부여 받은 특별한 재능이 있습니다. 저는 그 사실을 믿습니다. 스스로를 다스리고 통치할 능력과 세상에서 맡은 사명을 감당할 능력을 이미 받았습니다.

그저 믿고 한 걸음 나가면 되는 것입니다. 비틀거리고 넘어질 수 있습니다. 때론 주저앉을지도 모릅니다. 그러나 우리가 포기하지 않는다면 일으켜 세워 주신다는 사실 또한 믿기에 저의 도전은 멈추지 않습니다.

당신은 정말로 꿈이 없습니까?
막연한 꿈, 황당한 꿈이면 어떻습니까?
혹시 꿈을 잃어버리고 다시 찾지 않는 것입니까?

잘 생각해 보십시오. 꿈이 없는 인생으로 되는대로 사는 모습과 설레는 꿈으로 가슴 벅찬 삶을 비교해 보십시오. 꿈을 발견하고 이루는 것도 연습이라고 했습니다. 스스로 하지 못한다면 도움을 받을 수 있습니다.

문제는 당신 안에 꿈을 찾고자 하는 마음이 있느냐?입니다. 나는 꿈이 많았지만 확신과 구체적인 방법론을 몰랐습니다.

이젠 코칭을 받아 꿈을 더 크게 그리게 되었고 이룰 수 있는 구체적인 방법을 알았기에 감히 당당하게 외칩니다.

"나의 꿈은 이미 이루어졌다!"

행복해지고 싶다면 당신이 행복해지는 방법을 알아야 합니다. 난 내 책을 쓰며 내가 원하는 행복에 대해 깨달아가고 있습니다.

돈을 벌고 싶다면 당신이 원하는 돈에 대해 알아야 합니다. 난 내가 더 이상 시간당 버는 돈이 아닌 내가 하고 싶은 일을 해도 돈이 저절로 따라오는 시스템, 내 결과가 쌓여 고객을 만족시킬 수 있는 시스템의 방법을 알게 되었습니다.

건강도 마찬가지입니다. 건강해지고 싶다면 구체적으로 왜 어떻게 당신이 건강해지고 싶은지를 알아야 합니다.

무작정 굶고 안 먹는다고 되지 않습니다. 무작정 운동만 한다고 되지 않습니다. 그래서 내가 수동적인 요법과 능동적인 요법을 병행하는 매뉴얼필라테스를 만든 것입니다.

당신도 도전하십시오.

한국메뉴얼필라테스(KMPA)협회장 김유신 대표의 삶과 깨달음 제 24 장
삶의 원리 1. 질문하기

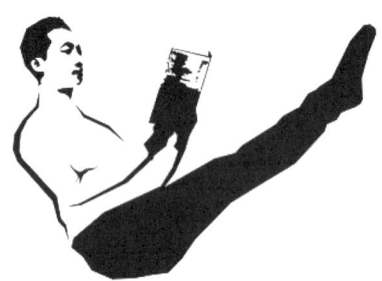

  당신은 질문에 대해서 어떻게 생각하십니까? 혹시 엉뚱하거나 상황에 맞지 않은 질문을 받아 본 적이 있습니까?

  내가 가는 이 길이 맞는 길인지, 잘 가고 있는지 당신은 스스로에게 질문을 자주 합니까? 선뜻 대답이 나오지 않는 당신은 아마도 나와 같지 않나 생각해 봅니다.

  학창시절 수업 시간도 충실하지 못했던 내가 질문을 한다는 것은 상상할 수 없는 일이었습니다.

  하지만 간혹 궁금한 점이 생기고 확실히 알고 싶었던 것들에

대해서 속으로만 되뇐 기억이 납니다.

정말 아주 가끔 용기내서 질문을 하면 수준 낮고 엉뚱한 질문에 오히려 민망함이 되돌아오기도 했습니다. 학교를 졸업하고 어른이 되서도 질문을 잘 하지 않는 것은 어쩔 수 없더군요.

재밌는 것은 나도 그렇고 거의 모두가 그렇다는 것입니다. 철없는 어린 시절이 지나고 어른이 되니 질문에 대해서 생각이 달라진 것이 있습니다.

마사지, 척추교정, 필라테스를 공부하면서 느꼈던 것들인데요, 강사님이 전달하는 내용이 이해가 안 될 때가 많았습니다.

그 때마다 전 속으로 질문을 쏟아 냈지만 입으로 나오는 것은 몇 개 안되었습니다. 집에 돌아가 질문하려고 했던 내용을 책에서 찾아보거나 인터넷을 뒤집니다.

바로 알게 된 것도 있고 '질문 안하길 잘 했네' 라는 유치하거나 지극히 기본적인 것도 있었습니다.

안타까운 것은 '꼭 물어봤어야 했는데' 하는 아쉬움이 들 때입니다. 책이나 검색으로는 답을 찾지 못하는 경험에서 나오는 노하우 같은 것들이 바로 그것입니다.

현장에서 직접 질문하고 이해가 안 되면 또 질문해야 하는데 후회할 때가 많았습니다.

가만히 앉아 있어서는 주는 것도 못 받아먹을 수 있습니다. 그래서 더 배우고, 성장하고자 한다면 질문을 해야 합니다.

질문 속에서 너무 쉽거나 기본적인 내용들에 대해서는 내가 공부하지 않았음을 깨닫게 해 주었고 때론 질문으로 나의 사고가 확장되는 것을 경험했기에 난 질문의 가치를 잘 압니다.

또한 스스로 질문을 많이 한다는 것은 인생의 밭을 경작하는 것과 같습니다.

반드시 질문에 대한 답을 찾게 되고 또한 그 과정 중에 많은 수확이 있기 때문입니다. 질문은 무엇인가 깨닫는 동기가 됩니다.

현재 자신의 상태를 인지, 자각하게 만들고 돌아볼 수 있는 계기를 마련해 줍니다. 스스로에게 물어 보십시오.

지금 잘 하고 있는지, 맞게 가고 있는지, 인생길 위에서 끊임없는 자문으로 답을 찾고 또 찾아야 합니다. 그것이 삶을 대하는 능동적인 태도의 첫 출발입니다.

질문은 모든 창조의 시작입니다.

질문에서부터 모든 위대한 것은 탄생되었습니다.

질문은 뇌를 각성 시킵니다.
질문이 나를 깨웁니다.

질문하지 않으면 우리에게 주어진 과제를 풀길이 없습니다. 결국 질문의 연속에서 깨닫고 깨지고 다시 깨닫는 것입니다. 질문으로 씨앗을 심고 생각으로 거름을 주면 싹이 나고 열매 맺는 나무로 자랄 것입니다.

당신은 건강에 대해서 진심으로 질문합니까?

"내가 왜 건강해야하지?"
"건강이란 무엇이지?"
"건강하려면 무슨 일을 해야 하지?"
"건강하려면 무슨 생각을 해야 하지?"

그 나무에서 깨닫는 것으로 실천한다면 풍성한 열매를 추수할 수 있게 됩니다.

따라서 좋은 질문을 특히 스스로에게 많이 해야 합니다. 일부러 만들어서라도 말입니다. 어렵지 않습니다. 지금 당신이 하는 생각을 질문으로 만들고 더 깊이 파고들면 됩니다.

질문은 생각을 낳고 그 생각을 몰입하여 깊어지면 우리의 천재성이 태어납니다. 꼭 하나님을 믿지 않더라도 질문에 대한 깊은 고민을 하게 되면 해결책을 찾는 경우가 많습니다.

특히 드라마에서 영화에서 실화로도 우리는 많이 봐 왔습니다.

천재적인 문제해결 능력이 우리에게 이미 있는 것입니다. 하나님은 그 어떤 경우에도 피할 길을 내주십니다.

당신은 생각지 못한 질문을 받아본 적 있습니까?

갑작스런 질문에 우리는 뇌가 멍하게 멈추는 것을 경험해 봤을 것입니다. 늘 쉽게 답을 찾거나 남들이 주는 해결책으로 근근히 살다보니 스스로 문제해결 능력을 포기해 버린 것입니다.

수동적인 뇌에서 능동적인 뇌로 바꾸기 위해서는 질문하고 답을 찾는 행위를 지속적으로 실천해야 합니다.

가장 효과적인 질문의 방법이 여기 있습니다.

그것은 끄적거리는 낙서와 같은 글쓰기가 아니라 바로 책을 쓰는 것입니다. 당신도 책을 쓰십시오.

책을 쓰면서 질문을 하고 생각을 정리하다 보면 길이 보입니다. 방법론이 떠오릅니다. 상상조차 할 수 없었던 자신의 가치를 찾게 됩니다.

지금 내가 그렇습니다. 내가 변했으니 당신도 충분히 가능합니다. 책을 쓰십시오. 반드시 책을 쓰십시오. 혼자 힘들다면 내게 찾아오십시오. 내가 당신의 세월을 벌어주겠습니다.

한국메뉴얼필라테스(KMPA)협회장 김유신 대표의 삶과 깨달음 제 25 장

삶의 원리 2. 시선(마음)두기

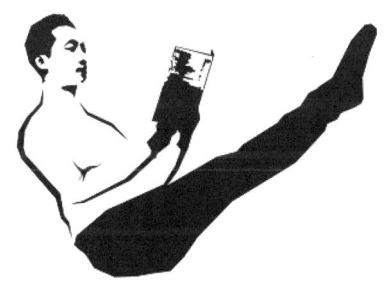

당신에겐 인생을 살아가는 핵심 원리가 있습니까?

나의 핵심원리는 시선입니다. 만물의 주관자이신 하나님께 시선을 두는 것입니다.

물론 살면서 집중하지 못하고 유혹에 빠져서 있어야 할 곳에 있지 않을 때가 많습니다. 그렇기 때문에 하나님을 더욱 의지할 수 밖에 없습니다.

스스로 제어하지 못하는 일을 놓고 기도하고 또 기도합니다.

나의 두 발과 시선이 하나님을 향하도록 지금도 말씀을 보며

기도합니다. 필라테스를 바르게 잘 할 수 있는 비법의 첫 번째도 시선두기입니다.

핵심 중의 핵심 원리가 시선(마음)입니다. 시선은 곧 마음가짐이라고 해도 되겠습니다. 마음이 어디로 가느냐가 그 사람의 인생이 어디로 가는지와도 같은 이야기입니다.

오늘 눈길을 운전하는 중에 잠깐 한 눈을 팔았는데 차선을 벗어나면서 차가 미끄러졌습니다. 운전 초보일수록 그런 현상은 더 뚜렷합니다.

우측 백미러를 보면 차가 우측으로 쏠리고 좌측 백미러를 보면 좌측으로 쏠리게 됩니다. 시선이 머무는 곳에 어찌된 일인지 몸도 같은 방향으로 움직이기 쉽습니다.

그것은 곧 마음이 있는 곳에 내가 있고 그 마음이 움직임을 일으키는 강력한 동기가 된다는 것입니다.

필라테스를 지도할 때 보면 많은 분들이 시선을 정확하게 자신의 몸의 중심과 일치시키지 못하는 경우가 많습니다.

즉 눈동자의 중립부터 지키지 못하는 것인데요, 이것이 어떤 영향을 미치는가 하면 눈동자가 우측으로 쏠리면 얼굴도 그 방향을 향하면서 운동 중에 몸통과 골반까지도 틀어지게 만듭니다.

신기하게도 눈동자를 바르게 하면 얼굴과 골반이 제 위치로 따라오게 됩니다.

그 만큼 필라테스 동작 중에 눈동자의 위치와 시선두기는 아주 중요한 첫 단추가 되는 것입니다.

따라서 생각과 행동이 내가 바라보는 푯대와 일치 되었을 때 긍정적인 결과가 나오게 됩니다. 그것은 비단 필라테스 뿐만이 아니고 삶의 모든 영역, 인생 전반을 아우르는 핵심 원리입니다.

과녁을 향하지 않는 화살은 엉뚱한 곳으로 날아갑니다. 무엇인가 이루고자 한다면 명확한 시선(마음)두기를 습관화하고 집중해야 합니다.

행동은 어떻게 일어나는가?
당신의 시선이 어디에 머물러 있는가?
지금 무엇을 보고 있는가?

시선 두기는 강력한 움직임의 동기부여와 연료라는 사실을 알았습니까?

시선 두기를 다른 말로 마음두기, 또는 마음가짐이라고 할 수 있습니다. 마음과 몸은 뗄래야 뗄 수 없는 관계이며 바로 하나인 것인데 마음이 가면 몸이 움직이고 몸이 멀어지면 마음이 멀어지는 사실은 우리는 너무나 잘 알고 있죠.

하지만 한두 번 마음먹기로 행동이 달라지지 않는다는 것을 명심하십시오. 사람이 한 번 지나간 곳에 쉽게 길이 생기지 않습니다. 끊임없이 반복적으로 다니는 곳에 당연하게 길이 생기는 것입니다.

따라서 시선을 두고 움직이는 행동을 반복할수록 패턴이 생기고 습관으로 기반이 다져집니다. 그 이후로는 내가 행동을 하는 것이 아니라 강력한 실천력이 순리대로 따라오게 됩니다.

마치 내가 책을 쓰기 위해 책을 써나가기 시작했지만 시간이 흐를수록 저절로 손이 움직이고 책이 써져 그 책이 나에게 읽힘으로 내 인생이 바뀌는 습관이 생성된 것처럼 말입니다.

깨달았습니까?

삶에 대한 태도나 운동을 할 때도 가장 중요한 것은 마음가짐, 즉 시선두기입니다. 내면의 깊은 소리를 듣고 가고자 하는 방향으로 시선을 두십시오.

온전한 마음가짐으로 당신이 이루고 싶은 모든 것을 이루시기 바랍니다. 그 시작은 바로 시선두기입니다.

한국메뉴얼필라테스(KMPA)협회장 김유신 대표의 삶과 깨달음 제 26 장
삶의 원리 3. 힘빼기

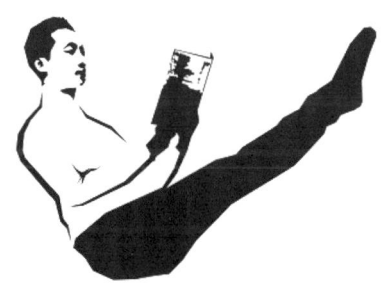

　당신은 골프를 배워 본 적이 있습니까? 아니면 테니스, 탁구, 또는 검도, 야구, 농구...등을 배워 본 적이 있습니까?

　난 필라테스를 가르치는 지도자이지만 검도를 배우고 있고 골프도 잠깐 배운 적이 있습니다.

　우리가 스포츠나 다른 무언가를 배울 때 어떤 말을 가장 많이 듣습니까? 또는 가르치는 입장에 있을 때 어떤 말을 가장 많이 합니까?

　아마도 공통점이 있을 거라 생각합니다. 필라테스를 가르치면

서 경험해보니 사람들이 가장 힘들어 하는 부분이 힘 빼기입니다. 불필요한 긴장으로 정작 힘을 쓰고 조절하는 부분이 미숙하게 되는 것을 많이 봐 왔습니다.

지금도 "몸에 힘 빼세요." 라는 말이 귓가에 울리는 듯합니다. 특히 어깨 힘 빼라는 말을 수도 없이 들었고 지금도 검도를 하면서 오른손에 힘을 빼라는 소리를 자주 듣습니다.

검도에서는 오른손에 힘을 빼야 왼손의 역할을 충분히 할 수 있고 더 빠른 칼과 함께 몸을 던질 수 있기 때문입니다.

골프 쪽에서 유명한 말이 있는데요, 그것은 힘 빼는데 3년 걸린다는 말입니다. 필라테스를 가르치는 입장에서 충분한 공감이 됩니다.

예를 들자면 어떤 동작을 하는데 있어서 목과 어깨를 이완하지 못하고 자꾸 목을 숨깁니다. 그 목을 드러내고 어깨선을 부드럽게 만들려면 필라테스도 3년 이상 걸릴지 모르겠습니다.

힘 빼기에 대해서 사색하다 보면 영화의 한 부분이 떠오릅니다. 한 번 들어보시겠어요?

부모의 복수를 위해서 무술을 배우려고 찾아가면 곧바로 가르쳐 주는 곳은 한 군데도 없고 겨우 입문을 허락해 줘도 몇 년 동안 밥하고 빨래하고 물을 긷는 등의 힘 빼기 수행을 시킵니다. 여러 의미와 목적이 있겠지만 힘 빼기를 생각하지 않을 수 없습니다. 복수심도 그 어떤 감정도 쉽게 동요되지 않도록 마음을 다스리고 내려놓는 연습을 통해 비우게 하는 것입니다.

그 때부터 스승의 가르침이 시작되고 제자는 스펀지처럼 흡수하게 되는 장면들이 연상됩니다.

얼마 전 한 회원님이 " 힘이 완전히 빠져야 하나님께서 일하신다." 는 말씀을 하시면서 이야기를 나눈 적이 있습니다. 힘 빼기에 대해서 고민했던 시간이 많았기에 저는 무릎을 치지 않을 수 없었습니다.

이렇듯 힘 빼기는 우리가 사는 세상에서 큰 비중을 차지하고 어떤 것을 배우고 이루는데 있어서 핵심적인 원리가 될 수 있습니다.

곳곳에 숨어있는 힘 빼기가 말하는 공통점이 무엇일까요?

그것은 외부의 힘을 뺄 때 진정한 내부의 파워가 나온다는 것입니다.

흔히 필라테스의 파워하우스, 또는 코어라고 하는 용어가 있는데 그 힘들이 나오도록 외부의 갑옷을 깨야 한다는 것입니다.

나는 깨달았습니다.

필라테스 동작이 바로 힘 빼기를 가르치는데 도움이 된다는 사실입니다.

　보통 운동을 하면 힘을 쓰는데 초점이 맞춰져 있고 필라테스 역시 처음엔 힘이 많이 필요한 것처럼 보입니다. 하지만 보는 것과 다르게 실제 동작을 하게 되면 힘만 쓰는 것으로는 쉽지 않습니다.

　완전한 동작도 나오지 않고 그저 흉내 내기에 급급하고 있는 자신을 곧 발견하게 됩니다. 나도 몰랐던 내 움직임의 습관들, 긴장된 어깨와 비뚤어진 척추, 그리고 바르지 못한 자세를 알게 됩니다.

　그 자각이 바로 첫 번째 변화의 시작입니다. 깨달음이 바로 첫 단추가 됩니다. 그것은 움직여 보지 않고는 알 수 없는 세계입니다.

　스스로 오류에 빠져 누가 봐도 삐뚤어져 있는데 자신만이 반듯하게 서 있다고 주장하는 것과 같습니다. 자신의 몸을 온전하게 볼 수 있는 눈이 없고 감각의 부조화가 있기에 자신만 모르는 오류 속에서 사는 것입니다.

　통증과 불편함이 없으면 사실 그냥저냥 살아갑니다. 옷으로 감춰져 있고 사람은 움직이는 동안에는 비대칭을 확인하기 어렵기 때문입니다.

필라테스를 하다 보면 뭔가 불균형된 느낌을 받고 독특한 기구의 프레임에서 동작을 하면 비대칭과 불균형된 느낌은 더 확연해지면서 깜짝 놀라게 됩니다.

내 몸이 생각보다 많이 망가져 있고 심한 불균형인 것을 처음 발견하게 되는 것이죠. 재미있는 것은 몸이 많이 불편하고 통증으로 오랫동안 고생한 사람일수록 굳어 있는 근육을 자각하지 못했습니다.

또한 쉽게 이완되지 않고 동작 중에 불필요한 힘 빼기를 못한다는 사실입니다. 변화의 첫 출발이 되는 그 자각을 못하는 단계에선 일대일의 세심한 수업이 필요합니다.

어느정도 움직임에 대한 패턴이 적응이 되고 스스로의 몸 상태를 자각하게 되면 그 때는 그룹수업도 괜찮습니다. 그렇게 단계를 진행시켜 결국엔 스스로 몸을 나스릴 수 있는 섯입니다.

어쩌면 필라테스의 목적은 능동적 삶의 시작인지도 모르겠습니다. 난 깨달았습니다. 신체적 힘 빼기도 중요하지만 어쩌면 더 중요한 것은 우리의 마음이라는 것을 말입니다.

고집스런 성격과 세상을 향한 시기와 질투로는 그 어떤 것도 얻을 것이 없습니다.

감정에 치우쳐 마음을 무겁게 하고 있는 것들은 없는지 생각해 봐야 합니다.

    조셉 필라테스는 자신의 운동철학 컨트롤로지에서 건강한 신체단련으로 마음과 정신까지 온전하도록 만들자고 전하고 전했던 사람입니다.

    정신과 신체가 분리될 수 없다는 사실은 많은 사람들이 공감할 것입니다. 그렇습니다. 신체단련은 많은 것들을 변화시킬 수 있습니다. 다시 한번 말씀 드립니다. 그 단련에서 중요한 첫 번째 원칙은 힘 빼기입니다.

    또한 가장 어려운 것이 힘 빼기입니다.

    부디 힘 빼기로 진정한 힘을 채우시기를 바랍니다.

한국메뉴얼필라테스(KMPA)협회장 김유신 대표의 삶과 깨달음 제 27 장
삶의 원리 4. 우선순위

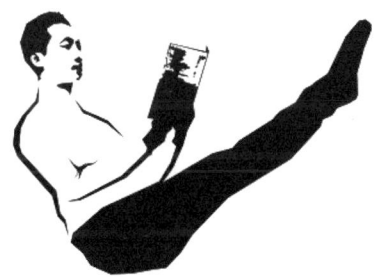

당신의 인간관계는 문제가 없습니까? 문제가 있다면 관계회복을 위해서 어떤 노력을 하고 있습니까?

난 다툼을 좋아하지 않고 큰 손해가 아니면 양보하는 편이라 인간관계가 나쁘지는 않습니다. 하지만 마음과는 달리 오해라는 것은 늘 존재하기에 상처를 받고 등을 돌리거나 저를 미워하는 사람도 분명 있습니다.

나 역시 불편한 이들이 있습니다. 그것은 꼭 미워하는 감정이 아닌 괜히 엮이기 싫고 만나고 싶지 않은 사람들을 말합니다.

피를 나눈 가족들과는 관계가 좋아야 하는데 꼭 그렇던가요?

부모 자식 간에도 불필요한 오해와 감정싸움으로 관계가 좋지 않은 경우가 많습니다.

난 학창 시절 사춘기를 핑계로 부모님과 관계가 좋지 않았습니다. 그 영향으로 아직까지도 아버지와의 관계는 그저 그렇습니다. 40년의 나이 차이가 있고 여러 환경적인 이유로 여전히 이해 안 되는 부분이 많지만 지금은 제가 이해하려고 노력합니다.

동생들을 비롯한 친인척들과의 관계에서도 즐거운 만남도 있지만 어색하고 불편한 만남들이 많습니다. 가족 행사나 명절에 만나게 되면 반드시 유쾌하지만은 않는 것이 인간관계의 아쉬운 부분입니다.

남들이야 사이가 좋든 나쁘든 그러려니 하겠지만 내 가족들과 관계가 불편하다면 그것처럼 안타까운 일도 없을 것입니다. 친한 친구나 각별한 사람과 감정싸움으로 사이가 멀어지고 미움을 넘어 증오까지 받는다면 너무 슬픈 일입니다.

당신은 틀어진 관계회복을 위해서 어떤 노력들을 해 보셨습니까? 난 틀어진 관계 회복을 위해 어려운 사람과 만나서 오해를 풀어보려고 애썼던 적이 있습니다.

하지만 대화는 계속해서 평행선을 달렸고 좀처럼 관계는 좋아질 기미가 보이지 않았습니다. 물론 어느 정도 오해를 푼 경우도 있지만 사람의 마음이라는 것이 한 번 갈라진 틈이 완전하게 메꿔지지는 않았습니다.

아무 대책 없이 틀어진 인간관계를 방치하는 경우도 있습니다. 때로는 달리 방법도 없고 시간이 해결해 주기를 바라는 소극적인 마음이기도 합니다.

당신은 어떻습니까? 관계회복을 위해 무엇을 합니까?

난 축복기도를 합니다. 성경엔 나가는 때에도 들어오는 때에도 축복하라고 합니다. 그 축복을 할 수 있는 기회도 하나님께서 주신 것입니다. 그 사람이 축복을 받을 만하면 받을 것이요, 그렇지 않으면 축복기도가 내게 돌아오니 어느 쪽이든 잘 되고 성공하게 됩니다. 그래서 난 이제 축복만 합니다. 그리고 이것은 우리의 몸에도 적용이 됩니다.

육체의 질병도 치료가 중요한 것이 아니라 예방이 가장 좋은 치료가 되는 것처럼 말입니다. 그러려면 평소에 잘 해야하고 스스로 우선순위를 잘 구분해 가야할 곳과 먹을 음식을 잘 골라야 합니다.

상대를 이해하지 못하고 말과 행동을 조심하지 않아서 발생되는 상처와 오해가 얼마나 많은지 모릅니다. 나는 별 것 아니라고 생각하고 했던 말 한마디에 돌이킬 수 없는 관계가 되기도 합니다. 조금만 더 신중했다면 극단적인 결과로 이어지지 않았을 텐데 아쉬움이 너무 큽니다.

최근에 또 깨달은 것은 이미 어긋난 인간관계에 너무 많은 에너지를 쏟지 않아야 한다는 것입니다.

상대는 풀 마음이 없는데 혼자 끙끙 앓는 것도 허무한 것입니다. 앞으로 만날 사람이 많고 바로 내 옆의 사람들이 더 중요한데 인간으로서 어쩔 수 없는 것들은 빨리 내려놓는 것이 현재의 인간관계를 잘 하는 방법입니다.

지금 나를 만나는 그분들께 선한 이웃이 되어야 하겠습니다. 나 김유신은 이제 스스로 어쩔 수 없는 많은 일들과 오해와 상처를 내려 놓았습니다. 하나님께서도 우선순위를 명확히 하라고 성경을 통해 알려주셨습니다.

어떤 일을 할 때 이 기준으로 나는 생각합니다.

첫째, 이걸 선택하면 하나님이 기뻐하실까?
둘째, 이 결정이 내가 정말 좋아하고 기뻐할 일인가?
셋째, 내 가족과 이웃이 기뻐할 일인가?

그리고 현실에 충실하고 과거의 시행착오를 다시 실수하지 않도록 그저 노력할 뿐입니다. 풀어질 관계라면 시간이 지나면서 자연스럽게 녹을 것이고 그렇지 않은 경우라면 한 쪽에서 아무리 노력해도 해결하지 못할 것입니다.

묻어 둘 것은 묻어두고 체념하면 됩니다. 관계회복 보다 더 중요한 것은 앞으로 만나게 될 사람들이고 그들에게 줄 신뢰와 우정입니다.

사람의 몸도 각 기관들이 서로 연계되어 있는 연합체입니다.

건강관리에 있어서 어떤 기관도 소홀할 수 없는 것이 신체 건강의 핵심입니다.

이미 무너져 버린 신체 기관들이 생기지 않도록 잘 돌봐줘야 합니다. 한번 망가진 신체 조직이 회복되기까지는 시간과 비용이 많이 듭니다.

그리고 아무리 치료가 잘 되어도 예전만큼의 몸 상태가 되지 않는다는 것은 분명한 사실입니다. 신체 조직에 상처를 주는 것과 인간관계에 있어서 사람에게 상처를 주는 것은 공통점이 있습니다.

그 상처가 쉽게 아물지 않는다는 것이고 반드시 상처 조직이 생긴다는 것입니다. 더 보듬어 줘야하고 욕심내지 말아야 내 몸도 이웃의 몸도 건강한 삶을 살 수 있습니다.

네 이웃을 네 몸과 같이 사랑하라는 예수님의 말씀이 생각납니다. 그런 인간관계라면 최소한 내가 상처주는 일은 없을 것입니다. 내 몸을 사랑하고 이웃을 사랑하겠습니다.

몸의 우선순위와 삶의 우선순위만 제대로 지켜도 무탈하게 백세 인생을 살게 됩니다. .

한국메뉴얼필라테스(KMPA)협회장 김유신 대표의 삶과 깨달음 제 28 장

능동적 시간관리

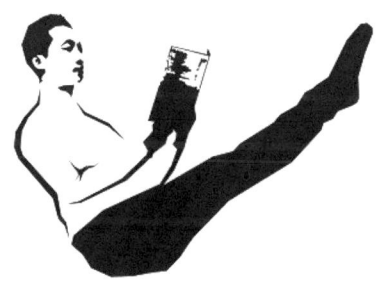

당신은 하루의 시작을 몇 시에 합니까? 알람 소리에 일어나는 것은 수동적인 것입니다.

하루의 첫 시작을 내가 아닌 남이 한다?
내 인생인데 시작부터 누군가의 지시, 꼭 해야하는 어쩔 수 없는 일로 시작한다는 것, 뭔가 아이러니하지 않나요?

시켜서 하는 대부분의 일들이 흥미롭지 않음을 우리는 압니다.
하루를 주도적으로 시작하려면 여명의 문을 스스로 열어야 합

니다. 난 부지런한 사람은 아니었지만 학생때부터 새벽시간, 일찍 일어나는 것에 관심이 많았습니다.

위인들이나 자기계발 서적을 봐도 그들은 대부분 새벽 일찍 일어나서 독서를 하거나 글을 쓰면서 하루를 계획하고 활기차게 시작하더군요.

그 시간들이 쌓여서 평범한 사람들 보다 생각도 깊이 하고 창의적인 일들을 많이 하면서 인생을 성공적으로 살더란 말이죠.

꼭 성공을 바래서가 아니라 나 또한 쓸데없는 일에 시간을 버리는 것을 싫어했기에 좀 더 생산적인 시간을 보내려고 노력했습니다.

학창시절엔 어쩌면 그것이 학업에 열중하는 것으로 이어져야 하겠지만 난 기타를 배우고 운동을 하고 친구들과 놀러다니고 공상을 하고 토론을 하고 라디오에 푹 빠져 지내는 것이 나의 생산적인 활동이었습니다.

겨우 그것이 무슨 생산적인 활동이냐고 물으시겠죠?

하지만 관심 없는 공부하느라 책상에 수동적으로 앉아 있으면서 머리로는 딴 세상에 가 있다면 그것처럼 비생산적인 일도 없을 거라고 생각합니다.

얼마 전 아들이 고등학교에 입학해서 야간자율학습 문제로 담임 선생님과 통화를 하게 되었습니다.

　아들의 꿈이 셰프라서 방과후에 조리사 이론 시험준비와 요리학원을 알아봐야 하니 야간자율학습을 하지 않겠다는 입장을 말씀드렸습니다.

　그런데 선생님은 부모의 뜻이 아니라 아들의 뜻이라 생각하는 것 같았고 그래도 야간자율학습을 했으면 하는 뉘앙스로 말씀을 하셨습니다.

　어쨌든 아들은 야간자율학습을 하지 않고 자신의 꿈을 위해 조리사 시험 준비를 방과후에 하고 있습니다.

　사실 나는 야간자율학습에 대해서 부정적입니다. 특별히 방과후에 어떤 일을 하지 않더라도 아들을 밤늦은 시간까지 학교에 묶어두고 싶지 않습니다. 아들이 원한다고 해도 말입니다.

　야간자율학습의 상황을 들어보니 절반 이상이 그 시신에 잎드려 잔다고 합니다. 그리고 밤10시에 끝나면 학원에 가서 새벽 1시까지 수업을 듣는다고 합니다.

　어떤 학생들은 야간자율학습을 빼고 집에서 과외를 받는다고 해서 또 한 번 놀랬습니다.

　그럼 부모와 언제 얼굴을 보고 대화를 한다는 것인지 정말 이해할 수 없는 현실에 우리 아이들이 놓여있구나 하는 생각을 했습니다. 생산적인 일에 대해서 글을 쓰다가 이야기가 샜습니다만 전혀 관계없지는 않는 일입니다.

내가 이른 아침의 시간을 온전히 내 것으로 만들고 싶은 이유가 있습니다. 그것은 그 시간이 유일하게 누구에게도 내 시간을 뺏기지 않을 수 있기 때문입니다.

하루의 일과를 보면 업무를 떠나서 여러 변수가 많습니다.

이런저런 잡다한 일들이 생기고 급히 어디를 가야하기도 하고 누군가 찾아오기도 합니다.

하나하나 따지고 보면 불필요한 일은 없습니다. 하지만 내게 주어진 하루 24시간의 시간은 제한적이라는 것입니다. 시간은 억만금을 주고도 살 수 없다는 건 엄청난 깨달음입니다.

계속 이런식이라면 다람쥐 쳇바퀴 도는 인생으로 끝나버린다는 두려움이 밀려옵니다.

당신은 어떻습니까?

일과 중에 하고 싶은 일, 또는 당신의 가치를 올리는 활동을 하고 있습니까?

모르긴 해도 시간적인 여유가 있는 사람들은 극히 드뭅니다. 열심히 일을 해도 항상 부족한 재정과 시간이 보통사람들의 현실임을 압니다.

나 역시 아직까지는 그 상황이기에 새벽 시간을 좋아했습니다. 그 시간에 나를 발전시키기 위해서 말입니다. 그리고 이제 깨달았습니다.

새벽 일찍 일어나면 글도 쓰고 운동도 하고 할 것이 많고 생산적인 것은 사실입니다. 그런데 그 일은 피곤한 일이기도 합니다.

내가 원하는 시간에 일어나도 충분히 나를 발전시키고 가치있는 일을 할 수 있다면 그것이 풍족한 삶이 아닐까요?

이제 난 그 꿈이 조금씩 현실이 되어가고 있습니다.

책을 쓰고 나의 매장을 갖고 나의 제품을 열심히 홍보하고 다시 글을 씁니다.

누구도 할 수 없는 아이디어로 제품을 만들어 또 홍보하고 꼭 필요한 사람들에게 도움이 되도록 열심히 나를 알립니다. 그래도 더 가치 있는 미래를 위해 미명을 스스로 여는 삶은 포기하지 않을 것입니다.

나의 멋진 삶, 풍족한 삶, 시간 부자의 인생을 확신합니다.

한국메뉴얼필라테스(KMPA)협회장 김유신 대표의 삶과 깨달음 제 29 장

원리부터 파악하고 실천하라

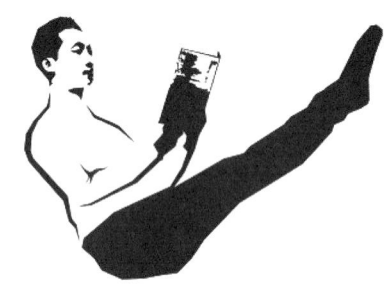

성공의 원리를 알고 계십니까?

성공하려면 원리부터 먼저 알아야 합니다.

여기서의 성공이란 물질에만 국한된 것이 아니라 스스로 가치와 의미를 둔 모든 선한 일이라고 할 수 있습니다.

간단히 말해 어떤 것을 성취해 내는 것을 말합니다. 난 교회에서 드럼 파트를 맡아 찬양 사역을 섬기고 있습니다. 드럼을 배운 지가 곧 10년이 되어 갑니다.

10년이면 고급 실력은 되어야 하는데 아직도 초보 수준에서

벗어나지 못하고 있습니다. 겨우 박자 맞추는데 애쓰고 있고 그마저도 놓칠 때가 많습니다.

시간은 많이 지났는데 실력이 오히려 퇴보하고 있으니 생각해 보면 부끄러운 일입니다. 안되겠다 싶어 얼마 전 부터 틈틈이 스틱을 잡고 손목 스냅 연습을 다시 하고 있습니다.

드럼 연주의 기본 중의 기본은 스틱이 패드에 닿는 순간 그 반동으로 튕겨 올라오는 것이 부드럽고 박자가 맞아야 합니다.

하지만 어느 정도 연습하면 빨리 음악에 맞춰 연주하고 싶어서 기본 연습을 등한시 하게 됩니다. 드럼을 배우는 사람들의 일반적인 특징이죠.

나 역시 그런 사람이었습니다. 결과는 빠른 곡이나 복잡한 리듬이 나오면 손이 꼬이고 발 박자가 맞지 않아 연주는 엉망이 되고 맙니다.

그렇게 연주만 열심히 연습하면서 겨우 곡을 따라가지만 그것이 항상 반복되다 보니 수준 높은 연주에는 갈 수 없게 됩니다. 실력은 늘지 않고 잠시 손을 놓으면 오히려 실력이 역행합니다.

아침에 패드 두드리는 연습을 하면서 스틱의 반동 원리를 세밀하게 생각해 봤습니다. 속도는 이렇게, 손 모양은 이렇게, 천천히 하면서 익숙해지도록,... 여러 원리들이 발견 되었고 그대로 연습하니 소리가 맑고 박자도 맞아 떨어지는 것이었습니다.

이런 식으로 연습을 꾸준히 하면 화려한 연주는 못하더라도 찬양을 하는 사람들이 더 은혜로운 예배를 드릴 수 있도록 박자를 잘 맞출 수 있을 것 같았습니다.

찬양 연주자들의 사명은 그것이니깐요.

아름다운 찬양을 드리는데 있어서 도움을 주는 것입니다.

자, 이렇게 해서 드럼 연주의 원리를 배웠고 긍정적인 결과로 이어졌습니다.

비단 악기를 익히는데 있어서만 원리가 중요한 것이 아니라는 것은 모두 알고 있으시죠? 살면서 어떤 원리에 대해서 궁금한 적이 있었습니까?

나는 필라테스를 배울 때 또, 수련할 때 원리에 대해서 가장 많이 고민하고 몰입했던 것 같습니다.

그 원리에 대해서 깊이 생각할 때 마다 나의 신앙과 삶의 원리가 비슷하거나 놀랍도록 일치되는 것이 많았습니다. 필라테스를 꾸준하게 실천하면서 뭔가 배우고 확신하고 싶었습니다.

그래서 2017년 365 필라테스 실천력이라는 개인적인 프로젝트를 진행했고 깨달은 바가 많아 2018년도 쉬지 않고 실천하고 있습니다.

원리를 최대한 동작에 맞추면서 연습을 했더니 스스로 깨닫고 배우는 것이 많아졌습니다. 또, 필라테스를 하면 할수록 최고의 건강운동법이라는 확신을 굳게 갖는 계기가 되었습니다.

성공의 원리도 마찬가지입니다.

수많은 원리들은 이미 많은 책에 소개가 되어있고 지금도 각종 영상 매체를 통해서 전파되고 있습니다.

하지만 성공자의 비율은 크게 달라지지 않은 것 같고 필라테스를 배운 사람들도 그 원리에 맞게 열심히 수련하지 않는다는 사실도 알게 되었습니다.

그래서 난 깨달았습니다.

원리를 연구하고 배우는 것도 중요하지만 원리를 지켜 행하는 것은 아주 어렵다는 것을 알게 되었습니다.

우리에게 선생님이 필요한 이유는 해당 분야의 원리를 안내 받고 정확히 배우는 것이고 스스로 실천하고 탐구하는 동기부여를 받기 위해서입니다. 굿볼건강법을 배울 때도 마찬가지였습니다.

원리는 간단하고 쉽게 배울 수 있지만 몸이 아픈 사람들이 꾸준하게 실천하지 않는 것을 보고 그 분들에게 더 깊은 관여가 필요하다는 깨달음을 얻었습니다.

나는 또 깨달았습니다.

아무리 쉬운 건강관리 비법이 있어도 건강을 찾을 수 있는 분들은 많지 않다는 사실을 알았습니다.

건강 역시 스스로 능동적으로 취하려고 하는 의지가 있는 사람이라야 가능합니다. 가만히 누워만 있으면서 의지가 없는 사람은 안타깝지만 정말 힘듭니다.

성공의 원리도 마찬가지입니다.

스스로 연구하고 고뇌하는 것도 당연히 중요합니다.

하지만 길을 안내하고 코칭해 주는 선생님이 옆에 있을 때 많은 시행착오를 줄일 수 있고 더 발전하게 됩니다.

그리고 곧 또다시 혼자서 가야 하는 길이 있고 다시 누군가의 코칭이 필요할 때가 있습니다. 그런 점에서 나는 참 행복합니다. 끝까지 책임져 주시고 평생을 인도해 주시는 하나님과 함께 동행하고 있기 때문입니다.

당신은 하나님을 믿습니까? 믿지 않습니까? 괜찮습니다. 그것도 선택입니다. 나는 내게 복을 넘치게 부어주시는 하나님을 믿고 행복하게 살아가고 있습니다.

하나님은 당신의 짐을 덜어주시는 분입니다. 내 책을 읽고 당신도 하나님을 믿고 구원받아 매일 천국같은 삶을 살기를 온 마음으로 기도합니다.

한국메뉴얼필라테스(KMPA)협회장 김유신 대표의 삶과 깨달음 제 30 장
삶의 전투력을 향상시키는 것

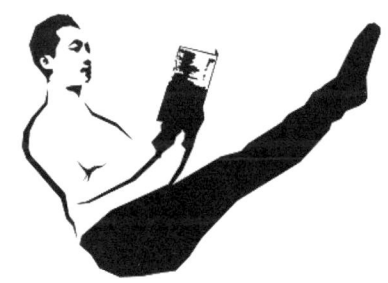

당신은 싸움을 잘합니까?

난 운동을 좋아하고 지금도 검도를 하고 있지만 학창시절 맞기도 했고 싸움을 잘 하지 못했습니다. 사는 동안 많은 싸움이 있지요?

우리가 사는 세상을 전쟁터로 비교하기도 합니다.

책과 필기도구를 가져가지 않으면 어렸을 적 학교 선생님들은 전쟁터에 나가는 사람이 총도 없이 학교에 왔냐며 핀잔을 주었던 기억이 납니다.

직장도 전쟁터요, 주위 사람들은 온통 나의 경쟁자이고 이겨야 하는 적이라고 세상은 말합니다. 거기에 동조하는 사람들은 이기기 위해서 수단과 방법을 가리지 않습니다.

그런 세상이라면 정말 전쟁터와 다름없음을 인정해야 합니다.

혹시 피말리는 싸움으로 살고있나요?

폭력은 폭력을 부르고 피는 다시 피를 부른다는 것을 오랜 전쟁의 역사를 통해서 확인 시켜 주었습니다.

진정한 전투력은 수단과 방법을 가리지 않는 비열함이 아닙니다. 난 깨달았습니다.

자신에게 도전을 주고 그 도전을 완성해 나갈 때 마다 삶을 살아가는 전투력이 향상된다는 것을 매일 느끼고 있습니다.

누구에게도 피해를 주지 않고 오히려 도움을 주고 함께 행복할 수 있는 방법입니다. 그것이 궁금하십니까?

눈치 빠른 분들은 내 책을 읽으면서 아마도 눈치를 채셨을 것입니다. 난 기독교인입니다.

전쟁은 하나님께 속한 것이라는 것을 잘 압니다. 믿고 맡기고 제가 감당해야 할 사명에 충실하려고 노력합니다. 그것만이 전쟁에 승리할 수 있는 유일한 길입니다. 하고 있는 일에서 깨달음을 얻기 위해 기도하고 사색합니다.

그 깨달음에서 나의 역량이 쌓이고 강력한 무기가 됩니다. 최근에 검도 도장에서 대련을 하는데 이런 깨달음이 왔습니다.

나의 전투력을 높이기 위해서는 상대방의 전투력을 북돋아 줘야 한다는 사실입니다.

힘 없는 기합과 무성의한 전투 태세는 상대방의 전의 마저 맥 빠지게 합니다. 그런 대련은 누구에게도 이득이 없습니다.

반성이 없으니 배움은 있을 수 없는 일입니다.

검도는 상대방을 꼭 이겨야만 나에게 득이 되는 것이 아닙니다. 싸워야 한다면 상대방의 전의를 불태워 주었을 때 서로에게 배울 것이 있고 반성하면서 한 단계 성장할 수 있습니다.

우리는 언제 성장하고 발전합니까?

나의 전투력이 높아질 때가 언제입니까?`

바로 도전과 시련이 왔을 때입니다.

저는 그 도전과 시련을 스스로에게 줍니다.

누군가 내게 시련을 주도록 기다리지 않습니다.

능동적 과제를 주고 그 과제를 수행합니다.

깨달음으로 발판이 만들어지면 그 발판을 딛고 한 걸음 전진할 수 있습니다.

어느 순간 다른 사람이 가지지 못한 시야를 갖게 되고 더 큰 꿈을 그릴 수 있습니다.

밋밋한 삶이 이어질 때 우리는 안일해지고 퇴보합니다.

당신은 후퇴하는 삶을 살고 싶습니까? 아니면 조금씩이라도 전진하는 삶을 살고 싶습니까?

모든 것은 선택이라는 말이 있습니다.

당신도 더 나은 삶의 질을 위해서 도전하고 성취하십시오.

지금 선택하면 됩니다.

다 이루어졌다고 외치십시오.

한국메뉴얼필라테스(KMPA)협회장 김유신 대표의 삶과 깨달음 제 31 장
김유신이 말하는 실천력

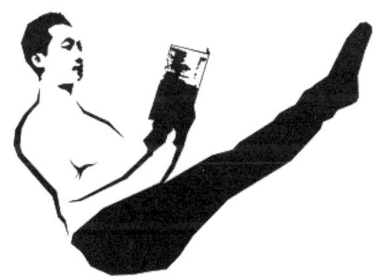

당신은 새로운 계획이나 결심들을 잘 지키시나요?

지금은 좀 변했지만 난 게으르고 의지가 약한 사람이었습니다. 아마도 필라테스를 알지 못했다면 내 연약함은 쉽게 좋아지지 않았을 겁니다.

처음 필라테스를 접한지가 벌써 10년이 조금 넘었고 집중해서 지도를 하고 개인 운동에 신경 쓴 것은 5년정도 되겠습니다.

그렇게 집중도가 높아질수록 새로운 목표가 생겼고 급기야 2017년 새 해 계획으로 필라테스 운동을 매일 하루도 빠지지 않

게 하자!! 로 정하게 되었습니다.

  그 프로젝트의 이름은 " 365 필라테스 실천력 "입니다.

  처음엔 1월 1일부터 365일을 매일 매트 37가지 동작 이상을 연습하고 성공하면 뿌듯하고 뭔가 좋은 일이 많이 생길 것 같아 시작 했습니다.

  실천력이 높아질수록 하길 잘 했다는 생각은 당연했으며 동작에 대한 이해와 폭이 넓어졌고 불명확했던 것들이 몸을 통해 수련함으로서 깨닫는 바가 컸습니다.

  드디어 12월 31일, 작은 프로젝트를 성공한 나는 다이어리에 "2017년을 보내며 2018년을 열렬히 환영한다." 라고 썼습니다.

  20대 중반 술, 담배를 끊은 후로 내 생애 어떤 일을 계획해서 성공 시킨 적이 별로 없는데 특별한 의미를 두고 싶었습니다. 필라테스 실천력이 하루하루 쌓일수록 시간은 지나갔고 실력을 떠나 동작과 이치를 깊이 생각하게 되었습니다.

  미처 알지 못했던 것, 누구도 가르쳐 주지 못하고 스스로 알아야 하는 것들을 발견했고 좋은 습관을 꾸준하게 이어갈수록 티칭이 자유로웠고 생활 전반에 좋은 일들이 생겼습니다.

  1년동안 열심히 연습하면 실력이 꽤 오를 줄 알았는데 그렇지 않다는 사실에 겸손을 배웠고 또한 21일이 지나면 습관으로 굳어진다는 글도 읽어 보았지만 절대 그렇지 않다는 인간의 나약함을 알았습니다. 인간의 습관이 무섭다고는 하나 이상하게 좋은 습관들은 쉽게 무너지고 꺾이는 것 같습니다.

"365 실천력"을 성공 시키기 위해 가족 여행 중에 팬션에서 일찍 일어나 매트 동작을 해야 했고 새벽 첫 차를 타고 서울 가는 날엔 훨씬 더 이른 시간에 일어나 운동을 마치고 집을 나서야 했습니다.

예기치 못 한 일에 방해 받지 않기 위해서 이른 아침으로 운동 시간을 옮겼고 거기다 아프지 않아야 했습니다. 연말에 감기 기운이 살짝 있어서 걱정했지만 무사히 넘어갔고 12월 31일 아침 마지막 날을 맞이해 운동(필라테스)으로 땀을 내고 시원한 샤워로 스스로를 축하해 주었습니다.

막상 제 기분은 당연히 좋았지만 약간은 무덤덤 했던 기억이 납니다. 10년을 필라테스 했다고 하면 모르는 사람들은 대단하다고 할 수 있겠지만 실상은 전혀 그렇지 않습니다.

중간중간 운동을 전혀 하지 않은 기간도 있고 부끄럽고 부족한 모습이 더 많습니다. 이제 필라테스 기지개는 1년을 수련으로 준비했고 새로운 1년차를 맞이하게 되었습니다.

따라서, 2018년 또 한번의 새로운 역사를 쓰게 되는 것입니다.

" 2018년을 열렬히 환영하는 이유입니다. "

이젠 매년 뿐 아니라 매달 매일 매 시간을 열렬히 환영합니다. 왜냐구요? 매일 내 책을 읽고 쓰고 깨닫고 내 책이 고객을 만나는 기적을 누리기 때문입니다.

당신도 오늘 하루의 역사를 꼭 페이지에 남기십시오. 기적을 기다리지만 말고 움직이면 기적은 하루만에도 일어납니다.

한국메뉴얼필라테스(KMPA)협회장 김유신 대표의 삶과 깨달음 제 32 장
김유신이 말하는 자가동기부여

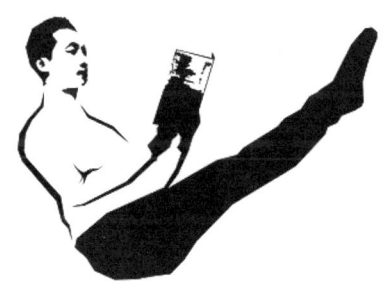

천재작가 김유신.

당신의 등단과 성공을 축하드립니다.

깨달음의 글쓰기로 많은 사람들에게 꿈과 희망이 뿌려지기를 기대하고 응원합니다.

하나님의 기름부음을 받아 당신의 천재성을 꺼내십시오. 이미 부여받은 달란트라는 사실을 당신은 누구보다 잘 알고 있습니다.

당신의 지혜는 꺼내 쓸수록 모자라지 않고 오히려 더 좋은 것으로 차고 넘치는 곳간임을 명심하십시오.

한 사람의 생명과 세상의 변화가 당신의 깨달음에서 결정됩니다. 더 이상 주저하지 말고 도전하고 전진하십시오.

나태함과 소심함은 당신 스스로를 포함하여 가족과 주변 모두에게 불행입니다.

변화의 시작은 당신의 깨달음이라는 사실을 다시 한번 마음판에 새기고 세상을 향해 담대하십시오.

전쟁은 여호와께 속한 것입니다.

스스로 어찌할 수 없는 일에 고민하고 움추려들지 말고 하나님의 말씀이 칼과 방패가 되어서 전쟁을 승리로 이끈다는 사실을 믿고 맡은 사명을 감당하십시오.

이루시는 분은 하나님이시지, 내가 아님을 알아야 합니다. 따라서 자만할 것도 없고 더욱 약해질 것도 없습니다. 묵묵히 조용히 한 발씩 떼면 됩니다.

그 수고를 보고 계시는 분이 있고 또한 인도하시니 무엇이 근심이 되겠습니까?

이미 저 멀리서 부터 승전보가 울리고 있습니다.

당신이 해야 할 일은 기쁨으로 춤을 추고 찬양하는 것입니다.

두려움에 떠는 것은 내 몫이 아니라고 선포하십시오.

이 세상을 창조하신 분이 누구이며 주권자가 누구입니까?

답은 나와있고 변명의 여지가 없습니다. 두려움과 불안함은 결코 하나님께서 주시는 시련이 아닙니다.

그것은 사단의 유혹이며 거짓입니다. 당신은 두려울 것이 없습니다. 또한 이루지 못할 것도 없습니다.

사단에게 넘어져 질퍽한 땅을 갈 것인지 하나님과 동행하여 탄탄대로를 구름위를 걷듯이 갈 것인지는 바로 당신이 선택하는 것입니다.

그 선택에 있어 필수 선행요소는 믿음입니다. 또한 그것이 전부입니다. 당신을 끝까지 응원합니다. 하나님과 동행하여 완주하십시오. 이미 이루었다는 것을 확신합니다.

한국메뉴얼필라테스(KMPA)협회장 김유신 대표의 삶과 깨달음 제 33 장
김유신의 성공입학허가서

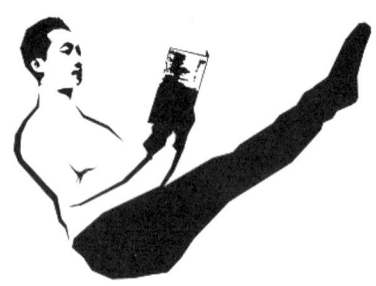

당신은 졸업도 하기 전에 입학만으로도 두근거리고 가슴이 뛰고 행복한 적이 있었습니까?

난 아들이 둘 있는데 큰 애는 고등학교에 입학하고 막내는 초등학교 6학년이 됩니다. 내일 등교인데 실감나지 않는다며 재잘거리더니 일찍 잠자리에 들더군요.

당신에게도 자녀가 있다면 입학을 하고 새 학년이 되는 모습을 봤겠죠? 나의 학창시절이 생각나는군요. 당신은 어떻습니까?

꿈과 희망으로 열정적인 대학 새내기 시절이 생각납니까?

그 때는 누구나 설레고 커다란 포부가 있었습니다. 이렇게 40대 중반으로 훅 접어들지 상상도 못했죠. 해 놓은 것도 없는데 나이만 먹었다는 말이 전혀 낯설지 않게 되었습니다.

하지만 이젠 성공이 보장되는 책 쓰기 학교에 입학해서 무엇이든 할 수 있다는 자신감이 생겼습니다.

명문 사립학교에 들어가려면 조건도 까다롭고 입학허가서를 받아야 한다는데 난 도전의식 하나로 그 어떤 사립학교에도 비교가 안되는 코칭 학교에 입학하게 되었습니다.

공부도 못하고 능력이 한참 모자라지만 포기하지 않고 따라가기만 하면 먼저 시행착오를 겪고 이미 성공한 선생님이 일대일로 밀착 지도를 해줍니다.

코칭학교에서는 어려운 글쓰기도 쉽게 하게 되었고 단계별로 진행해서 결과를 만들어 내는순간까지 코칭과 지원을 아끼지 않습니다.

당신은 한 사람의 인생을 변화 시키는 일에 몰두해 본 적이 있습니까? 아니면 내가 성공하고 그 성공의 기록과 과정을 누군가에게 복제시켜 주고 싶지는 않습니까?

난 나 혼자만의 성공으로 만족하지 못합니다.

먼저는 내 가족의 성공을 바랍니다.

그 동안 남편 뒷바라지 하느라 자신의 삶을 챙기지 못했던 아내가 자신의 이름을 찾고 김유신의 아내가 아닌 한 센터의 CEO가 되는 모습을 꼭 볼 겁니다.

요리사가 꿈인 큰 아들에게는 고등학교 졸업 전에 요리 관련 책을 출간 할 것이고 필라테스 기지개를 물려받을 막내 아들도 자신의 깨달음을 담은 책을 내게 할 것입니다.

가족 모두가 책을 쓰는 역사가 일어나고 친한 지인들에게도 책 쓰기를 적극 추천하여 성공학교에 입학하도록 할 것입니다.

책 속에서 진정한 자신의 달란트를 깨닫게 해서 그 능력을 펼치게 된다면 그 보다 눈물나게 기쁜 일도 없을 것입니다.

당신도 나를 만나면 가능합니다.

관심을 가지면 도전의식이 생기게 되고 지속해서 코칭을 받고 실천한다면 건강한 삶과 풍요로운 삶을 누리게 됩니다.

문을 두드리십시오. 당신의 입학을 허가하는 바입니다.

한국메뉴얼필라테스(KMPA)협회장 김유신 대표의 삶과 깨달음 제 34 장

김유신이 말하는 꿈의 설계

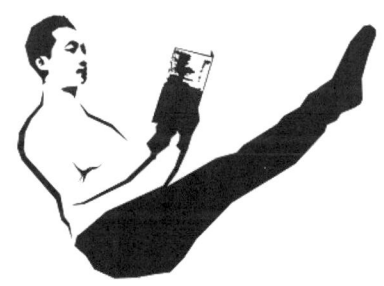

당신도 꿈이 있습니까? 지금은 아니더라도 꿈을 가졌던 시절이 있었을 것입니다.

난 호기심도 많고 하고 싶은 것도 많았기에 꿈도 많았습니다. 지난 과거를 돌이켜 보면 많은 꿈들이 계획성도 없고 쉽게 바뀌었기 때문에 이루어지지 않았습니다.

사람들은 보통 꿈을 이야기할 때 이렇게 말 합니다.

"나는 돈을 많이 벌고 싶다."

"성공하고 싶다."

"여행을 다니고 싶다."

"매장을 갖고 싶다."

"필라테스 센터를 멋지게 차리고 싶다."

등등의 많은 꿈들을 늘어놓습니다. 그 꿈이 이루어질지 알 수 없으나 무기력한 사람보다 에너지가 넘쳐 보이는 것은 사실입니다.

하지만 자세히 들여다보면 대부분의 꿈들은 막연한 바램이라는 것을 알 수 있습니다. 사람들이 자기의 꿈과 비전을 이야기 하지만 정작 그 꿈을 위해서 실천하는 사람들은 많지 않기 때문입니다.

특히나 돈, 행복, 건강은 그럴듯한 꿈, 뜬구름 잡는 꿈이 되기 십상입니다. 그렇다 보니 그 꿈을 위한 철저한 계획이나 숙고의 시간을 가졌을 리가 없습니다.

당신은 목공을 배워본 적 있습니까?

나는 목공을 배운 적이 있습니다. 목공을 배울 때에 제품이 만들어지는 과정과 꿈이 이루어지는 과정의 공통점을 깨달았습니다.

와이프에게 화장품 정리함을 만들어 주고 싶어서 화장품 정리함을 만들었는데요, 그 과정을 이야기 해 보겠습니다.

먼저 자료수집을 합니다. 화장품 정리함의 이미지를 찾아 보고 크기와 용도, 사용자의 편의성을 생각하면서 다양한 제품들을 봐야 합니다.

원하는 정리함이 결정되면 대략적인 스케치를 합니다.

그리고 설계를 하고 재단을 해서 조립과정을 거칩니다. 마지막으로 마감작업을 하면 원하는 화장품정리함이 완성됩니다.

간단하게 설명하자면 구상, 자료수집, 스케치, 설계, 시공, 마감의 과정을 거쳐야만 세상에 없는 물건이 만들어지는 것입니다. 제품 완성 과정 중에 흥미로운 부분은 바로 설계였습니다.

구상하고 자료수집해서 고민했던 과정의 결과로 설계를 하는 것인데요, 설계를 하고 났더니 이미 내 눈에 화장품정리함이 보이는 것이었습니다.

시작이 반이다. 는 말을 많이 들었지만 이렇게 실감난 적은 별로 없었던 것 같습니다. 우리의 꿈도 마찬가지 아니겠습니까?

내가 원하는 꿈을 구상하고 깊이 생각한 후에 꿈을 이루는데 필요한 설계, 즉 계획을 세워 청사진을 찍어야 합니다.

그 때 이미 꿈은 이루어진 것입니다.

설계도대로 목재가 하나씩 재단이 되었을 때에 3차원적 제품으로 느껴지기 시작했습니다.

하나, 둘 재단된 목재가 조립이 되면서 부터는 가속도가 붙게 되었고 완성된 제품이 선명해 졌고 그것을 만질 수 있게 되었습니다.

꿈을 이루는 과정에 있어서 재단의 단계는 바로 실천력의 과정입니다. 하나씩 계획한 대로 실천이 쌓여 가면 꿈이 현실이 되어 가는 것입니다. 보고 만지고 느끼는 체험을 하게 됩니다.

조립의 과정이 끝나면 마감을 합니다. 거칠게 올라온 나무 가시를 사포로 밀고 오일을 발라서 윤이나게 하고 나무에 습기가 차지 않도록 방지하는 것입니다.

꿈의 마무리 단계 역시 마찬가지입니다.

꿈을 이루는 과정에서 미처 발견하지 못했던 자신의 과오를 다듬고 반성하여 다음 꿈을 위한 발판으로 또 삼는 것입니다.

우리 인생이 한 번의 꿈으로 끝나지 않기 때문입니다.

더 많은 꿈을 이룰 수 있고 더 많은 사람들을 도울 수 있기에 또 다른 꿈을 계획하기 위해서는 이미 이룬 꿈의 마감 과정인 자기반성에 대한 고찰이 있어야 합니다.

이 모든 과정을 기억하고 반성하고 더 성장하기 위해서 나는 또 다시 책 쓰기를 언급하지 않을 수 없습니다.

책 쓰기는 구상, 설계, 시공, 마감 과정의 압축판이고 핵심이기 때문입니다. 게다가 김유신의 책 쓰기는 특별합니다.

구상이 조금 부족해도 책이 나옵니다. 어제의 김유신은 오늘의 김유신과 다르기 때문에 매일 계발되고 성장합니다. 그러니 한 권에 다 담을 수가 없습니다.

그래서 김유신의 책쓰기코칭은 출판을 함께 도와줍니다. 당신이 직접 출판시스템을 세워 원하는 만큼 원하는 깨달음을 가득 담아 책을 평생 백 권 써내게 도와주는 것입니다. 한 권은 내겐 누워서 떡먹기입니다. 그렇게만 해도 누군가는 먹고사는 걸 해결합니다.

하지만 한 권으로 꿈을 다 이룰 수 있을까요?

난 꿈꾸는 소년이기 때문에 매일 책을 써내야 합니다. 그리고 복음을 담아 선한 영향력을 전파하는 것이 내 사명입니다. 당신도 나와 같은 비전이 있다면 내게 찾아와 코칭 받고 시스템을 세우면 됩니다.

당신도 꿈을 이루어야 한다면 그것이 절실하다면 반드시 글을 쓰고 책을 펴내십시오. 책을 한 권 세상에 내 놓을 때 마다 당신의 꿈이 하나씩 이루어진다는 것을 믿으십시오.

한국메뉴얼필라테스(KMPA)협회장 김유신 대표의 삶과 깨달음 제 35 장
조셉 필라테스 조절학의 의미

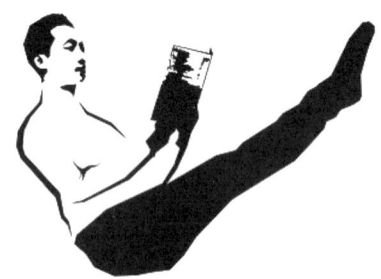

당신은 필라테스를 아십니까?

필라테스가 뭐냐구요? 조셉 필라테스가 고안한 운동입니다.

조셉은 그가 고안한 운동의 이름을 컨트롤로지라고 명명하였고 그가 죽은 후에 제자들과 필라테스를 사랑하는 사람들에 의해서 필라테스라고 이름이 불려지게 되었습니다.

그렇게 해서 오늘 날 건강관리 운동으로 인기를 누리고 있고 그 열기는 점점 뜨거워져 가고 있습니다. 앞으로도 여러 곳에서 다양한 방법으로 필라테스는 사용되어 질 것으로 예상이 됩니다.

필라테스는 신체 중심부를 강화하는 것을 원칙으로 관절의 가동성 및 근육의 유연성과 힘을 증진 시킵니다. 균형감각과 인지력을 향상 시켜 안정적인 중심부를 토대로 자세 정렬을 바르게 하고 움직임을 자유롭게 해서 일상의 모든 행복을 누리게 하는 것입니다.

그런 이점을 충분히 얻기 위해서는 필라테스의 핵심 원리 6가지(중심, 정확, 집중, 호흡, 흐름, 조절)를 동작 중에 철저하게 지켜 내야 합니다.

필라테스의 비법은 " 중심부터 정확하게 집중해서 호흡의 흐름을 조절 하는 것입니다. 특히 필라테스 운동법의 원래 이름이 컨트롤로지라는 것을 생각해 볼 때 조절이라는 원리는 너무나 중요합니다. 운동을 하면 할수록 조절이 결국 모든 것이고 핵심 원리라는 것을 느끼게 됩니다.

'아, 이래서 조셉은 자신이 고안한 운동법의 이름을 컨트롤로지라 했구나' 라는 생각을 하게 되었습니다.

난 필라테스를 수련하는 중에 하나님의 말씀과 연결되면서 깨달아지는 것이 많았습니다. 기독교인으로서 성경에 비추어 조셉의 컨트롤로지를 이야기 해 보겠습니다.

필라테스를 배우고 운동을 하면서, 또 가르칠 때 성경 말씀과 비슷한 부분을 발견하게 되는데요, 소개하면 이렇습니다.

하나님이 가라사대 우리의 형상을 따라 우리의 모양대로 우리가 사람을 만들고 그로 바다의 고기와 공중의 새와 육축과 온 땅과 땅에 기는 모든 것을 다스리게 하자 하시고 (창 1: 26)

하나님이 그들에게 복을 주시며 그들에게 이르시되 생육하고 번성하여 땅에 충만하라, 땅을 정복하라, 바다의 고기와 공중의 새와 땅에 움직이는 모든 생물을 다스리라 하시니라 (창 1: 28)

네가 선을 행하면 어찌 낯을 들지 못하겠느냐 선을 행치 아니하면 죄가 문에 엎드려 있느니라 죄의 소원은 네게 있으나 너는 죄를 다스릴지니라 (창 4: 7)

성경을 보면 하나님께서 우리에게 모든 것을 다스리라고 명령하십니다. 세상을 다스리고 내 몸과 마음, 정신까지도 다스리고 조절할 수 있는 능력을 이미 주셨습니다.

그 다스림(조절)의 능력을 온전하게 잘 사용함으로서 우리의 건강도 영혼도 잘 되리라는 것이 하나님의 가르침입니다.

그런데 그 능력이 스스로 있는 것으로 착각하고 오만해서 인간은 또 죄를 짓습니다.

하나님의 능력을 부여받았기 때문에 대단한 일들을 얼마든지 할 수 있습니다. 하지만 어디까지나 하나님께서 허락해 주시는 범위 안에서 가능한 것입니다.

자신이 신이 되려고 하거나 하나님의 왕 되심을 인정하지 않고 혼자서 잘 할 것처럼 의지하지 않을 때 우리는 그 죄를 다스리지 못하는 결과를 낳게 됩니다.

저는 깨달았습니다.

필라테스를 통해서 나의 몸과 마음, 그리고 정신까지도 조절할 수 있다는 조셉의 철학에서 한 단계 나아가 인간의 컨트롤 능력의 한계를 인정하고 오직 하나님께 먼저 맡기는 태도의 필요성을 더 느끼게 되었습니다.

물론 몸을 건강하게 돌보고 다스려야 하는 것은 맞는 말이고 하나님의 뜻이기도 합니다. 우리의 몸과 마음의 상태를 다스리지 않고 내버려 두거나 혹사 시키는 것은 하나님의 명령을 지키지 않는 것과 같은 것이기 때문입니다.

중요한 것은 인간에게 주어진 그 한계를 인정해야 한다는 사실입니다. 동산 모든 나무의 실과를 먹되 선악과를 따 먹지 말라 하셨던 하나님의 명령을 아실 것입니다. 사단에게 미혹되어 죄를 짓고 만 역사를 통해 우리는 깨달아야 합니다.

운동이나 어떤 분야에서 뛰어난 두각을 나타내거나 어떤 경지에 이르게 되면 내가 모든 것을 할 수 있고 내 위에는 아무도 없다라는 자만에 빠지게 됩니다.

진정 다스림이 필요하고 조셉이 말한 컨트롤이 필요한 시점이 바로 그 때입니다.

인간은 절대 스스로 완벽하게 모든 것을 통제할 수 없습니다.

한 순간에 무너지는 것이 인간의 속성입니다.

성경의 역사 뿐만 아니라 각 나라의 시대상의 역사에서도 수없이 반복되는 것을 우리는 알 수 있습니다.

컨트롤로지의 진정한 의미는 우리의 한계를 인정하는 것입니다. 하나님께서 허락하는 범위 내에서 그 분을 의지하고 삶을 다스려 나가야 하겠습니다.

따라서 필라테스도 내게는 하나의 방편이지 절대적인 답이 아닙니다. 아무리 몸 관리를 철저하게 잘 해도 결국 인간은 늙고 병들어 죽는다는 사실을 기억하고 감사함으로 현재 상태에서 최선을 다하는 삶이 하나님 보시기에 아름다울 줄을 믿습니다.

당신은 뭔가에 유혹당한 적이 있습니까?

세상은 뱀의 혀로 우리를 유혹합니다.

통제할 수 없는 많은 일들을 스스로 제어 할 수 있다고 주장하며 편안하게 마음을 다스릴 수 있다고 외칩니다. 일정부분 맞습니다.

인간은 하나님의 형상으로 지어졌기 때문에 능력이 굉장합니다. 하지만 말씀은 분명히 경계하고 있습니다. 그리고 한계를 두었다는 사실을 기억하십시오. 그 한계를 넘으려고 했던 죄의 결과를 명심하십시오.

나 혼자 모든 것을 해결할 수 있다는 생각이 강해지고 그 확신이 커질수록 하나님을 멀리 할 것이 분명합니다. 그것이 바로 유혹입니다.

아! 난 깨달았습니다.

나의 통제력의 한계를 스스로 인정할 때, 하나님께로 시선을 두고 그 안에서 평안을 구하고 누리는 것이 진정한 컨트롤이고 즉 다스림의 복입니다.

당신도 복 받기를 원하십니까?

한국메뉴얼필라테스(KMPA)협회장 김유신 대표의 삶과 깨달음 제 36 장

조화로운 어울림

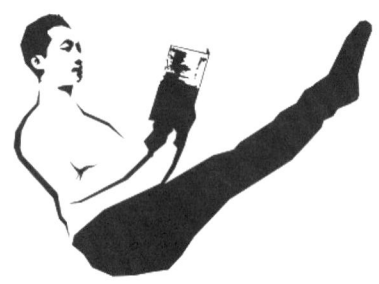

당신은 어떤 자리, 어느 곳에서나 잘 어울리고 환영받는 사람입니까?

난 모임의 성격이나 특성에 따라 조금 달라집니다. 대화의 주제에 따라서 침묵하기도 하고 열변을 토하기도 합니다. 대충 아는 것으로 아는 체 하지 않으려 하고 어렵지만 듣는 귀를 열려고 노력합니다.

어떤 사람들은 그야말로 어디에서나 잘 어울리고 어떤 대화에서든 이야기의 주체가 되기도 합니다.

그런 사람이 때론 많이 부러웠습니다.

가식적인 포장과 얕은 지식으로 어울리는 것이 아니라 진실한 모습과 식견으로 누구든지 포용할 수 있는 사람들이 멋져 보였습니다.

나는 필라테스를 지도하면서 동시에 수기요법을 하는 사람입니다. 어떤 문제를 가지고 있는 고객이라도 나의 수기요법과 필라테스 지도력이 그 분들의 문제를 해결해 주는데 도움이 되기를 늘 소망하는 사람입니다.

바로 어디에서나 잘 어울리는 사람처럼 말입니다.

당신은 당신의 일에 있어서 막힘없이 가치를 올려주는 능력이 있습니까?

많은 사람들이 그렇듯이 저 또한 그 능력을 위해 열심히 달려왔고 지금도 배움의 끈을 놓지 않고 공부하고 있습니다. 또한 건강을 회복하는데 좋은 방법이 있다면 열린 마음으로 찾아가 배우기도 합니다.

그러다 한국자가이완협회 이동신 회장님으로부터 굿볼건강법을 알게 되었고 첫 공개강좌를 들었습니다. 벌써 수 년이 지났지만 기억이 뚜렷합니다.

왜냐하면 바로 내가 찾던 건강법이었기 때문입니다.

남녀노소 누구에게나 효과가 있으면서 쉽고 안전하기까지 하니 그야말로 혁신이라고 생각했습니다. 물론 지금도 그 생각엔 변함이 없습니다.

　당신은 굿볼건강법을 알고 있습니까?

　당신은 굿볼을 보거나 들어본 적이 있습니까?

　굿볼은 공기가 들어있는 말랑말랑한 탄력 볼로서 뭉친 근육을 풀어서 통증을 관리하고 비뚤어진 체형을 교정하는데 탁월합니다. 수기요법을 오랫동안 해 왔던 저는 보는 순간 굿볼의 가치를 알았습니다.

　수기요법을 하다 보면 멀리서 소개를 받고 오는 분들이 있습니다. 하필 그런 분일수록 형편이 어려운 사람이 많았고 몸 상태가 좋지 않았습니다.

　분명 한 두 번 마사지나 교정을 받는다고 해서 좋아질 리가 없는데 소개한 사람의 체면을 생각하면 참 난감했습니다. 지금은 어떤 통증이나 불편함이 있어도, 해외에서 오더라도 자신있게 굿볼건강법을 가르쳐 드립니다.

　굿볼은 자가이완법이라서 정확하게 배우기만 하면 언제 어디서든 혼자서 아픈 부분을 풀 수가 있기 때문입니다.

　여러번 오지 않아도 되고 스스로 관리할 수 있는 방법을 알려주게 되니 보람도 되고 자신감이 넘치게 되었습니다.

재밌는 것은 이 굿볼이라는 것이 정말 어디에나 잘 어울린다는 것입니다. 특히 필라테스를 지도할 때 굿볼의 가치는 빛을 발합니다.

동작을 멋지게 하고 싶어도 통증 때문에 힘들어 하는 사람이 있고 근육이 굳어 관절이 유연하지 못한 회원들도 많습니다.

그 때 일반적인 필라테스에서는 지도자에 따라서 운동의 효과가 크게 달라집니다.

숙련된 강사일수록 무리함 없이 동작을 이끌어내지만 시간이 오래 걸리는 것은 어쩔 수 없는 부분입니다. 초보 강사라면 오히려 동작을 가르치다가 통증을 악화 시킬 수도 있습니다.

그런데 굿볼을 알고 있는 지도자라면 걱정이 없습니다.

통증이 있는 자리, 유연하지 못한 관절의 원인이 되는 짧아진 근육에 굿볼을 적절하게 적용하면 레슨이 자유로워 지고 효과 또한 좋습니다.

그 이유는 굿볼이 통증을 조절하고 짧아진 근육을 정상 길이로 돌려주기 때문입니다.

가장 큰 장점이라면 굿볼을 이용해서 레슨이 끝나고도 집에 돌아가서 풀고 오도록 하면 다음에 방문할 때 훨씬 더 나은 몸 상태가 됩니다.

  수기요법을 하는 분들도 마찬가지입니다. 몸이 아픈 분들은 움직이기 싫어해서 운동은 말할 것도 없고 가만히 누워 있으려고만 합니다. 그래서 수기요법을 받아도 효과가 떨어집니다.

  그런 분들께도 굿볼건강법을 알려주면 쉽고 안전하기 때문에 집에서도 잘 풀고 운동하면서 더 좋아진 모습으로 다시 방문합니다.

  지금까지 제가 굿볼건강법을 수기요법과 필라테스 지도를 하면서 경험했던 체험입니다. 그래서 굿볼은 어디에서나 누구에게나 잘 어울린다는 말입니다.

  생긴 것이 둥글둥글 해서일까요?
  이름처럼 굿볼이라서 그럴까요?

  수기요법을 할 때도 필라테스 지도를 할 때도 굿볼은 전혀 어색하거나 어려워하지 않고 묵묵히 자신의 역할을 감당해 냅니다. 그리고 효과로 보여주는 정말 멋지고 든든한 친구입니다.

  몸이 아프십니까? 목, 어깨, 허리, 무릎이 쑤시고, 통증으로 잠을 설치십니까?

  그 친구를 당신에게 소개해 주고 싶습니다.

한국메뉴얼필라테스(KMPA)협회장 김유신 대표의 삶과 깨달음 제 37 장

비빌 언덕을 졸업하고 내 언덕을 만들다

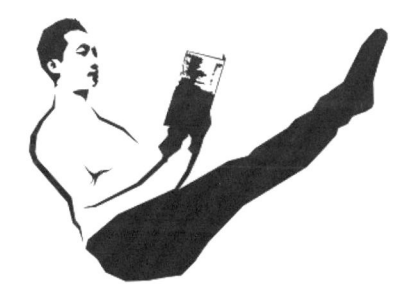

소도 비빌언덕이 있어야 비빈다고 합니다. 당신은 그 비빌언덕이 있습니까?

많은 사람들이 가난했고 또 '우리 집은 어렸을 적부터 가난했기에 저도 가난했어요'라는 말을 길게 하지는 않겠습니다. 하지만 비빌언덕에 대한 이야기는 꼭 하고 싶습니다.

아내와 나는 동갑이었고 우리는 26살에 결혼을 했습니다.

남자 나이 26살에 결혼이면 꽤 빠른 편입니다.

20대 중반의 청년이 돈이 있었겠습니까? 아내도 모아 둔 돈이

없는 것은 마찬가지였습니다.

그런 저희가 결혼을 합니다.

반대를 무릎 쓴 결혼이라 지원이 더 없었을지 모릅니다. 그렇게 빚을 내어 결혼식 비용을 치렀더니 결혼 후로 줄곧 마이너스 가게 상황을 면치 못한 것이 사실이었습니다.

물론 사랑하는 사람과 결혼을 해서 행복한 것은 당연합니다만 돈 때문에 다툰 적이 많았습니다. 올 해가 결혼 18년차가 됩니다. 여전히 돈으로 부터 자유롭지 못합니다.

빚으로 부터 출발을 했고 비빌언덕이 없어서 지금까지 궁색하게 살았다는 것을 말하려는 것이 아닙니다. 비빌언덕으로 핑계를 삼으면 한도 끝도 없습니다.

사실 저희 가정은 어쩌면 많은 사람들로부터 도움을 받았습니다. 지나고 보니 그것이 다 하나님의 손길이 그들로 하여금 전해진 것입니다.

여전히 하나님의 살피심이 없으면 우리 가정은 하루도 살 수 없음을 고백합니다. 과거엔 정말 도움만 많이 받는데 이제는 내가 도움을 주기도 합니다.

금전적으로만 생각하면 손해까지는 아니더라도 내가 덜 가져가거나 섬길 때가 있습니다.

그럴 때면 기분이 언짢은 것이 아니라 뿌듯한 마음이 듭니다.

하나님께서 나를 사용하셔서 그 분에게 도움을 주신다는 사실에 감동을 받습니다.

누군가에게 내가 비빌 언덕이 되어준다는 것은 살면서 정말 보람 있는 일이고 가치 있는 일입니다.

이젠 그 크기를 확장해서 내가 도움을 받아 자립을 했듯이 나를 찾아오는 분들에게 독립을 도와주고 싶습니다.

주변을 보면 다들 안타까운 사람들 천지입니다.

그들 중에 정말 열심히 살려는 분들이 있고 그냥저냥 되는대로 사는 분들이 있습니다. 뭔가 하고 싶어도 실패가 두려워 도전하지 못하거나 정말 가진 것이 없어서 자포자기한 경우가 많습니다.

하지만 자신의 인생을 바꾸고 싶다면 희망의 끈을 놓치 말아야 합니다. 포기해 버린 인생을 도와주기는 정말 힘든 일일것입니다. 삶의 끈을 놓지 않고 여전히 눈빛을 반짝인다면 나는 그 분을 도와줄 것입니다.

대단한 열심으로 살지는 않았으나 이젠 깨달았기 때문입니다.

나를 어떻게 세우고 세상을 당당하게 살아갈 수 있는지 책 쓰기를 통해서 깨달았습니다.

시행착오 속에 있지만 그 과정에서 역시나 도움을 줄 깨달음이 가득합니다. 내게 넘치는 깨달음을 나누겠습니다.

빛을 잃지 않는다면 당신은 암흑의 긴 터널을 온전하게 나올 수 있습니다. 그 비법을 나는 알고 있고 이미 이루어지고 있습니다.

비빌 언덕이 평생 있다면, 혹은 인생이 짧아 은퇴 후 천국으로 금방 갈 수 있다면 굳이 언덕을 만들지는 않아도 될 것입니다. 하지만 세상이 많이 바뀌었습니다.

과거에 비해 사람들은 더 많은 돈을 벌고 돈을 씁니다. 그런데도 힘들다는 사람도 더 많아지고 부자는 더더욱 많아지고 있습니다. 이 격차는 앞으로 더 크게 벌어질 것입니다. 그러니 하루빨리 결단하고 움직여야 합니다.

우린 이미 하나님을 구주로 믿고 구원을 받았지만 이 땅에서도 풍요롭게 살면 더 좋지 않겠습니까? 그래서 난 풍요로워지는 선택을 했고 그 결과물을 당신이 보고 있습니다. 이제 난 가난과 이별입니다. 원치 않는 사람을 만나야만 하는 시간도 안녕입니다. 난 이제 날 완전히 믿는 사람, 내 마인드를 완전히 아는 사람만 만나 도와줍니다.

인생은 한번 뿐입니다. 당신도 멋진 인생을 살아야 합니다.

한국메뉴얼필라테스(KMPA)협회장 김유신 대표의 삶과 깨달음 제 38 장
사랑하는 내 아내에게

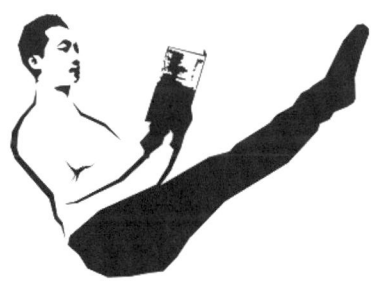

내 아내는 성경 잠언에 나오는 현숙한 여인을 흠모하고 자기도 그렇게 되기를 기도했다고 합니다.

부지런하고, 지혜롭고, 남편을 존경하고, 자녀들을 사랑하고, 여호와를 경외하는 바로 그런 사람이 나의 아내가 되었습니다.

"나와 결혼하게 된 것은 당신의 간절한 기도를 하나님께서 들어 주신 거야."

나 만나서 고생한다고 하지 말고 하나님께 감사해야지 라고 가끔 농담을 합니다. 그럴 때면 아내는 싫지 않은 듯 한 숨을 쉬고

나는 속으로는 미안하면서 웃습니다.

26살에 동갑인 우리는 반대를 반대하고 결혼을 했습니다. 누구보다 나의 처지와 환경을 잘 알기에 그 반대를 백번 공감했지만 그때 난 " 지금 아니면 결혼을 평생 못 할 수도 있다. " 라는 생각에 밀고 나갔습니다.

자신이 있었던 것은 외할머니의 든든한 기도의 후원과 믿음이 있었기에 가능했습니다. 결혼을 하면 정말 아내에게 잘 해주고 남 부럽지 않게 살면서 행복한 가정이 될 거라는 확신을 했지만 너무 순진했나봅니다.

26살 나이에 정말 아무것도 없고 집에서도 별 도움을 바랄 처지가 아니었기에 글로 쓰자면 한도 끝도 없을 고생길이 이어졌습니다. 아내가 아니었다면 어떻게 그 고생길을 잘 극복했을지 상상도 가지 않습니다.

나도 나지만 고생만 시키고 있는 아내에게 사는 내내 미안했고 고마웠습니다. 철없는 남편은 크고 작은 사고와 문제만 일으키지 집안에 풍족한 돈을 가져다 준 적이 없었습니다.

지나고 보면 어떻게 살았지? 라는 회상에 아찔할 때가 많습니다. 정말 하나님의 은혜가 아니었으면 우리 가정은 살았다 할 것이 없었습니다.

결혼하고 고생한 이야기야 어떤 사람이 피할 수 있겠는가 마는 반대를 무릎 쓴 결혼이라 처갓집을 가도 수 년 동안 불편했고 아내와 아이들에게 늘 미안한 마음이 컸고 가장으로서 위신이 서지 않았던 적도 있습니다.

그런데도 아내는 나를 끔찍이도 사랑합니다. 사랑한다는 말 한 마디 진지하게 잘 하지 않는 성격이지만 충분히 느낄 수 있습니다.

글을 쓰고 있는 이 순간에 주책없이 눈물이 맺히고 있는 것만 봐도 그 느낌은 확실합니다. 부족한 남편을 믿고 따라주고 사랑해주니 그저 고맙고 고마울 뿐입니다.

아내는 현숙한 여인을 바라는 기도를 했고 하나님께서 완벽하게 들어주셨습니다. 살면서 나는 바보 온달 같은 사람이고 아내는 평강 공주라는 생각을 많이 했습니다.

변변찮은 내가 방통대 학사부터 조선대 대체의학 박사과정까지 마쳤고 그 외에 수기요법, 필라테스...등의 수 많은 자기계발을 할 수 있도록 아내는 지원을 아끼지 않았습니다.

옷 한 벌은 고사하고 집안 살림에 들어가야 하는 돈이 만만치 않아도 내가 뭔가를 배워야겠다고 결심하면 아내는 그 모든 것을 다 지원해 주었고 재정을 운영하는 데에도 지혜로웠습니다.

결혼 생활 10년이 넘어가도 양말이 어디에 있는지도 모르는 무심한 나를 위해 모든 사소한 일들은 아내가 챙겼고 나는 그저 내 할 일, 내가 이루고 싶은 일에만 집중할 수 있었습니다.

가만 보면 그것이 얼마나 엄청난 일인가를 다른 가정을 통해서 간접적으로 알게 되었습니다. 내 아내를 사랑하고 고마워 할 수 밖에 없는 또 하나의 이유입니다.

지난 과거를 돌이켜 보면 아내에게 미안함과 고마움은 한도 끝도 없고 내가 잘 해 준 것은 먼지보다 작습니다. 부모가 자식에게 갖는 사랑이 무조건적인 사랑이라고 하는데 나는 아내를 무조건적으로 사랑해야 한다는 것을 알고 있습니다.

내 아내는 두 아들을 건강하게 출산 했고 본인은 정작 두 번 모두 기절할 정도로 몸이 좋지 않았습니다. 자신을 치장하는 지출은 없고 남편의 품위와 발전을 위해서는 빚을 내서라도 아낌없이 지원해주었기에 이 자리까지 올 수 있었습니다.

나의 신앙이 빗나갈 때면 굳건한 믿음을 위해서 늘 기도하고 지혜롭게 권면하고 가장으로서 자녀들에게 온전히 설 수 있도록 후원해줍니다. 내 아내 이야기를 하면 주변 사람들이 다 놀랍니다. 어떻게 그렇게 할 수 있느냐고 말입니다.

자녀들의 교육에 있어서도 지혜를 발휘하고 신앙적으로 잘 성장할 수 있도록 기도로 품고 또 품습니다.

　언어, 청각 장애가 있는 시부모님을 대함에 있어서도 아들인 나 보다 더 소통을 잘 합니다. 나는 아직도 부모님을 모시고 어딘가를 갈 때면 주변을 의식하는데 아내는 그런 모습이 전혀 없습니다.

　내가 아내를 무조건적으로 사랑하고 잘 해 줘야 하는 이유는 이 작은 지면에 다 담지 못할만큼 무수히 많습니다. 더군다나 하나님께서 붙여주신 완벽한 짝이기 때문입니다.

　부부가 서로 사랑하고 말씀으로 자녀들을 양육해서 세상에 빛이 되는 가정이 되는 것이 하나님을 영화롭게 하는 일이라고 생각합니다.

　그 동안 많이 고생한 아내를 꼭 안아주고 싶습니다. 그리고 사랑한다고 말 할 것입니다.

"여보, 이 책이 나올 수 있었던 것도 다 당신 덕분이야"
"앞으로 웃을 일이 많고 가슴 벅찬 일들이 더 많을 거야, 사랑해 여보!"

한국메뉴얼필라테스(KMPA)협회장 김유신 대표의 삶과 깨달음 제 39 장
사랑하는 내 두 아들 하겸, 하진이에게

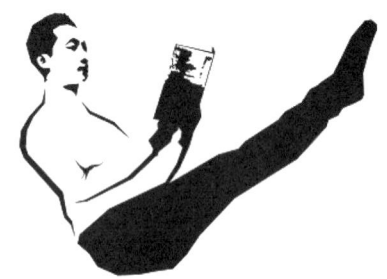

지금보다 훨씬 어릴 때의 내 두 아들 사진을 자주 봅니다.

가만히 보고 있자면 마음이 뭉클해지면서 행복한 마음에 절로 입꼬리가 올라갑니다.

장난끼 가득한 표정과 해맑은 웃음들, 여행 중에 멋진 배경으로 찍은 가족 사진을 보면 시간 가는 줄 모르고 있는 나를 발견합니다. 힘들어 지친 얼굴, 그리고 귀찮아하는 행동까지 고스란히 사진 속에 모두 담겨 있습니다.

아...이런 시절이 있었던가? 그렇게 추억의 숲으로 깊이 들어

가 보면 후회와 아쉬움으로 먹고 자란 커다란 나무들을 발견합니다.

하나도 놓치고 싶지 않은 아이들의 성장 과정에 애비로서 얼마나 노력했는지 헤아려 보면 고개가 떨궈집니다. 그리고 하나님께 또한 감사합니다.

어른들의 말을 빌리자면 인생이 그렇게 짧다고 하던데 갓난아기 때부터 유년시절은 그 순간의 시간을 표현할 길이 없습니다. 그 짧은 시간의 아쉬움은 아무리 많은 시간을 후회해도 사라지지 않습니다.

아, 또 한 번 시간의 소중함을 깨닫습니다.

가족과 함께 특히 자녀들과 추억할 수 있는 시간이 많지 않음을 알기에 아들들과 즐거운 시간을 보내려고 노력했습니다. 그런데 내가 만들어낸 바쁨과 게으름으로 자전거 패달 한 번, 캐치볼 한 번 더 하는 시간을 흘려버리고 말았습니다.

추억의 사진들을 보면 그 속에서 조금 더 놀아주지 못했던 안타까운 마음이 밀려옵니다. 동시에 이제라도 조금씩 깨달았기에 아들들과 행복한 추억을 많이 만들려고 애쓰는 중이지만 사실 잘 모르겠습니다.

벌써 두 아이들이 훌쩍 커 버렸기 때문입니다.

2018년 하겸이는 벌써 고1, 하진이도 초등학교 졸업반 6학년입니다. 첫째는 곧 어른이 되고, 둘째도 내년이면 중학생입니다. 너무 커 버린 아이들...애비의 가슴이 더 작아지기 전에 따뜻한 품으로 항상 많이 안아주려고 합니다.

참 고마운 것은 등치가 나 보다 큰 녀석도 잘 안겨주고 몸이 작은 둘째 녀석은 애틋하게 품에 들어옵니다. 싫은 내색 없이 팔을 벌리면 장난스럽게 들어오기도 하고 와락 얼싸안고 등을 쓰다듬고 토닥거려주기도 합니다.

"아빠 힘내세요. 사랑해요."

아들의 말이 온 몸에 퍼지는 기분이 얼마나 좋은지 모릅니다.

속 깊고 배려심 많은 하겸이는 스스로 할 일을 척척 해 내고 교회 동생들에게 듬직한 형이 되는 하진이는 지도자로서의 자질이 보입니다.

하나님이 아닌 사람이라면 누구나 단점이 있고 장점이 있기 마련이라 하겸, 하진이게도 단점이 있지만 난 두 아이의 장점을 백배로 살리기 위해 생각하고 코칭하고 있습니다.

잘 다듬고 닦아내서 하나님께서 보시기에 아름다운 보석이 될 것이라 믿어 의심치 않습니다.

두 아들에게 바라는 것, 기대하는 것들이 너무 많습니다.

하지만 기대만 한다면 나의 이기적인 욕심일 것입니다. 내가 이루지 못했다고 자녀들에게 멍에로 쒸우는 것이 얼마나 어리석은 일인 줄 알고 있습니다.

모든 것을 뒤로 하고 딱 한 가지를 바란다면 그것은 당연하게도 하나님의 자녀로서 거룩하게 구별되어진 삶을 사는 것입니다. 세상의 가치관으로 휩쓸려 다니지 않기를 바라고 유혹을 이겨낼 수 있는 힘과 지혜를 하나님께로부터 받기를 간절히 기도할 뿐입니다.

그리고 덧붙여서 사랑하는 하겸, 하진이에게 이 공간을 빌려 하고 싶은 말은 꿈에 대한 이야기입니다.

"하겸, 하진아, 꿈을 꾸고 바라만 보고 부러워하는 삶이 아닌 하나님께서 주신 꿈을 이루어내는 사람이 되자!

막연한 바램이 되지 않도록 항상 기도로서 해야 할 일을 구하고 하나님의 영광을 위해 쓰일 수 있도록 너희들에게 주어진 재능을 썩히지 말기를 바란다.

너희들이 가지고 있는 어떤 꿈이 있니?

지금 거창한 꿈이 없을 수도 있지만 언젠가는 하고 싶은 일이

나 되고 싶은 모습이 생길 것이다.

꿈은 삶의 희망이고 원동력이 되는 것이 사실이고 하나님께서 사명을 감당하도록 비전을 주신다는 것을 믿는다. 그렇다고 모든 꿈들이 당장 눈앞에서 이뤄지지 않는다는 것도 알아야 한다.

꿈을 이루는 것 보다 더 중요한 것은 넘어졌을 때 좌절하거나 굴복하지 않는 것이다.

실패를 약으로 삼아야 한다는 뻔한 이야기를 하려는 것이 아니라 꿈을 이루어 가는 과정이 중요하다는 말을 하고 싶구나. 작은 일도 큰 일을 이루는 하나의 과정임을 명심하거라.

작은 일의 성실한 과정이 있어야 그것이 쌓여서 무너지지 않는 기반이 마련된다. 그 토대위에 너희들의 큰 꿈과 하나님의 뜻이 하나가 된다면 그것이 바로 하나님을 영화롭게 하는 것이고 세상에 빛이 되는 것이다.

세상에서 가장 쉬운 것이 말이기에 이런저런 좋은 말들 얼마든지 할 수 있고 흔히들 그렇게 한다마는 아버지는 먼저 본을 보이고 싶다. 하루 하루, 매 순간을 헛되이 보내지 않으려고 애쓸 것이다.

이런저런 유혹이 자꾸 밀려온다. 나의 힘으론 감당할 수 없구나. 오직 하나님을 의지해서 한 걸음씩 전진하련다.

우리 다 같이 그렇게 하나님과 동행하는 삶을 산다면 성공이라는 것은 아무것도 아니야. 그저 과정에 충실한 결과일 뿐이지. 그러니 성공했을 때 우쭐할 것도 없다. 하나님께 감사할 것 밖에 없을 것 같구나.

하겸아, 하진아...사랑한다. 반듯하게 자라고 있어서 고맙고 바르게 신앙을 지켜 주어서 고맙구나. 요즘엔 악기 연습도 열심히 하고 있어서 얼마나 뿌듯하고 즐거운지 모르겠다.

아직은 어설픈 통기타 실력이지만 연주하며 찬양하는 모습을 보고 있으면 정말이지 세상 부러울 것이 없다. 베이스 기타 실력도 제법 늘어서 집사님들께 칭찬을 들었다니 정말 매일 매일 연습했던 과정이 기특하고 자랑스럽다.

지금처럼 작은 일도 성실하고 신앙으로 반듯하게 성장하기를 기도한다. 부모와 화목하고 형제끼리 사랑하는 그 모습으로 우리 아름답게 살자꾸나. 이 책을 쓰기 까지 하겸, 하진이의 관심이 있었기에 가능했단다.

꼭 보여주고 싶었어. 완성된 책을 말이야.

우리 두 아들, 정말 고맙고 사랑한다. 김하겸, 김하진, 하나님의 가호 아래 하고 싶은 일을 다 하고 마음껏 도전하고 꿈을 이루는 삶을 살기를 바란다. 파이팅!"

한국메뉴얼필라테스(KMPA)협회장 김유신 대표의 삶과 깨달음 제 40 장
당신도 삶을 바꾸고 싶은가?

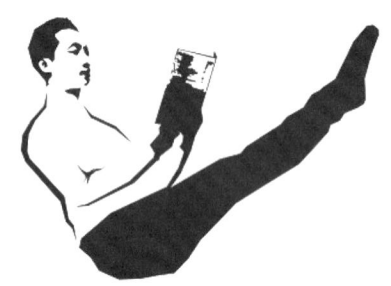

당신은 인생에 있어 무엇을 중요하게 생각합니까?

난 글쓰기, 책 쓰기가 왜 중요한지 알게 되었습니다. 단순히 책 한 권 써서 팔아야 지가 아니라 이 책을 통해 내가 쓴 걸 내가 보고 놀랍니다.

그러니 내 책을 읽는 독자는 얼마나 더 놀랄까요? 이 깨달음이 누군가의 삶을 완전히 바꾸고 인생을 완전히 바꾸고 생각을 완전히 바꾼다는 사실, 아는 사람만 아는 비밀입니다.

나의 깨달음을 글로 쓰고 책을 펴내면서 깨달음이 반복되어 실

천으로 옮겨지고 큰 가치가 창출됩니다.

우리는 보통 새 해 계획을 거창하게 세우고 어떤 계기로 반성을 하면서 새로운 다짐을 합니다. 그런데 어떻습니까? 그 뜻과 마음이 잘 유지됩니까?

몇 시간이면 결심이 약해지고 3일 지나면 예전의 습성으로 곧장 돌아가는 것을 수도 없이 경험하지 않았습니까?

나 역시 과거엔 그런 사람이었습니다. 정말 많은 계획을 세웠고 무참히 무너진 기억들이 너무나 선명합니다. 바로 사람이 쉽게 변하지 않는다는 것을 보여주고 있는 것입니다.

그래서 책 쓰기가 답이구나라는 것을 깨닫습니다.

끊임없이 나를 북돋워 주고 깨달음을 주기 때문에 어떤 일에 있어서 꾸준하게 전진할 수 있게 됩니다.

하루를 반성하는 글을 쓰면서 자신의 과오를 알게 되고 무엇을 고쳐야 하는지 깨닫게 됩니다.

또 인생의 비전을 세웠다면 그 계획을 실천하고 수정하고 하나씩 이루어 가면서 수많은 고민과 깨달음이 책을 쓰면서 나오게 됩니다.

다짐의 끈이 느슨해 질 때 단단하게 조여 주며 내가 약해질 때 힘을 주고 미련할 때 지혜를 줍니다.

의기소침해 있을 때 희망의 불씨를 살려주고 다시 한걸음 떼게 합니다. 이기적인 성공철학이 주변을 살피는 선한 성공철학으로 변하고 또 섬길 수 있는 여유를 줍니다.

실패의 요인을 환경탓으로 돌렸다면 글을 쓰면서 부터는 내 안에서 문제를 찾게 되고 그것들을 고치는데 더 집중하게 합니다. 이렇다 보니 책 쓰기야 말로 진정한 대오각성임을 깨닫게 되었습니다.

당신도 이제 깨달았습니까?

왜 쉽게 포기가 되었는지 아셨습니까?

어떤 순간적인 계기로 대오각성을 하면 사람이 변한다고 합니다. 하지만 그것도 일부라고 생각합니다.

그것이 잠깐의 반성인지 진짜 대오각성인지는 아무도 알지 못합니다. 변해서 어떤 성공을 이룬 사람은 알 것입니다.

"그 날의 그 사건이 나를 변화시켜 주었다"라고 말 할 수 있습니다. 그런데 책을 쓰는 나는 매일의 삶이 대오각성입니다.

스스로 깨닫고 또 깨닫는 글을 날마다 쓰다 보니 내 삶은 계속해서 발전하고 성장합니다. 무엇이든 이룰 수 있겠다는 자신감이 듭니다. 아이디어가 샘솟습니다.

영감이 사라지기 전에 빨리 책을 쓰고 싶어서 쓸데없는 일에 시간을 낭비하지 않게 되었습니다. 그 비법이 궁금하십니까?

비법은 바로 책 쓰기입니다.

한 꼭지글로 시작한 책 쓰기가 한 권이 되고 100권 1000권이 되는 날까지 깨달음이 이어지면 당신은 무엇이든 이룰 수 있습니다. 그 결과는 우리가 상상할 수 없는 세계가 될 것입니다.

당신도 도전하십시오.

자기계발 서적 몇 권 읽고 성공 세미나로 자극을 받았다고 해서 절대 삶이 변하지 않습니다. 진정한 자기계발은 책 쓰기입니다. 더 중요한 것은 그 깨달음을 실천하는 것입니다.

누군가는 책을 만 권 읽어야 성공한다고 합니다. 만 권 읽어보십시오. 돈만 쓸 것입니다. 내게 오면 난 만 권을 쓰도록 코칭해 줍니다. 그것이 진짜 성공의 길입니다.

재밌는 것은 실천으로 옮기는 원동력이 또한 책 쓰기라는 사실입니다. 흥미롭지 않습니까?

깨달음을 글로 옮기고 책을 썼더니 그 깨달음이 실천으로 이어지고 결국 내가 발전하고 성공적인 삶을 살고 있다는 말입니다.

다시 한 번 강조합니다. 진정한 대오각성과 자기발전은 책 쓰기입니다. 지금, 당장 실천하십시오.

한국메뉴얼필라테스(KMPA)협회장 김유신 대표의 삶과 깨달음 제 41 장

정답과 오답

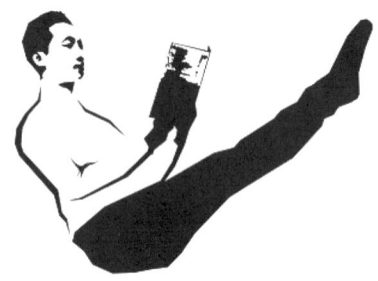

흔히들 인생을 살면서 정답은 없다는 말들을 합니다.

그만큼 답을 내리기가 쉽지 않고 무언가를 명확하게 규정한다는 것도 부담일 것입니다.

진리라고 내세웠던 이론들이 엎어지고 또 뒤집히는 일들이 많으니 말입니다. 살면서 부족함을 채우려고 노력했던 일들이 제법 있었습니다.

그것이 컴플렉스에 대한 돌파구인지, 자아실현에 대한 원대한 꿈이었는지는 지금도 잘 모르겠습니다.

현실도 모른 체 가랑이 찢어지는 몸부림을 쳤지만 갈증은 해소되지 않고 물독을 보니 그렇게 많이 채워지지도 않았습니다. 설마 밑 빠진 독이었을까요?

　많이 배우고 쫓아다니는 것만이 능사가 아니라는 것을 이제 조금 알게 되었습니다. 남이 만들어 놓은 컨텐츠를 소비만 해서는 내 인생 쇼핑으로 끝나게 되고 그저그런 삶을 마감하며 후회할 것 같았습니다.

　"나도 할 수 있다." 는 신념을 갖고 도전합니다.
　누군가 만들었다면 나도 생산자가 될 수 있습니다.

　부족하고 더딜지라도 그것이 꽉꽉 눌러 채우는 방법이라 생각합니다. 스스로 생각하고 숙고하여 문제를 해결하고 더 나은 삶을 만들겠습니다. 당신도 내 손을 잡고 함께 생산자의 길을 걷지 않으시겠습니까?

한국메뉴얼필라테스(KMPA)협회장 김유신 대표의 삶과 깨달음 제 42 장
최고의 자기계발은 책쓰기였다

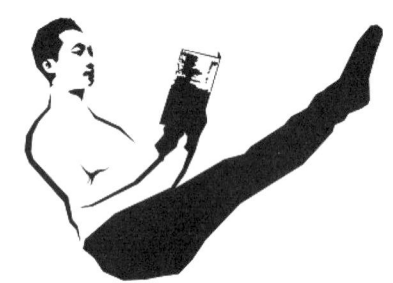

당신은 어떤 자기계발을 좋아합니까?

난 배우는 걸 정말 좋아했습니다. 새로운 배움, 새로운 만남을 아주 즐겨했습니다. 물론 지금도 배움을 좋아합니다. 하지만 이젠 깨달음을 얻고 자기계발을 합니다. 확실한 유익이 있고 내가 활용할 수 있는 계발만 합니다. 이 책도 그렇게 태어났습니다.

당신도 수많은 강연과 세미나를 들은 적이 있을 것입니다. 이젠 손가락만 까딱 하면 전 세계 유수한 강의들과 연사들을 만날 수 있습니다.

나도 그런 검색을 아주 좋아했습니다. 그런데 아무리 들어도 내 삶에 변화가 없었습니다. 아주 잠깐의 동기부여가 될 뿐 내 삶은 유튜브 동영상이 끝나면 다시 제자리였습니다. 하지만 내 삶과 깨달음을 담은 책은 책을 쓰는 저자인 내가 가장 먼저 바뀌었습니다.

막연했던 포부가 하나씩 이뤄지기 시작했습니다.
그렇게 많은 지도자 과정을 들었지만 뭔가 찜찜함이 있던 부분도 해결되었습니다.
과정 한두 개를 들었을 땐 하나의 인증과정 강사가 되었다는 생각이었지만 이제 내 책을 써낼 때마다 한 권 두 권, 백 권을 써냈을 때 내 모습이 완전히 달라질 거라는 확신이 생겼습니다.

내 확신대로 내 책은 내 삶을 바꿨습니다. 당장 시간당 벌 수 있는 돈의 액수, 돈 버는 방법이 달라졌습니다. 그 전엔 한 시간에 5만원을 받고 일대일 수업을 해줘야만 했지만 이젠 한 번에 여러명을 받을 수 있게 되었습니다.
오프라인 코칭은 물론 지도자 과정 등 온라인과 오프라인을 섞어 수업을 하며 내게 찾아와서 배우는 분들, 혹은 인터넷을 통해 배우는 분들, 두 가지를 병행하는 분들을 다양하게 만날 수 있는

루트를 구축해놓았습니다.

　내가 움직이지 않아도 나를 대신해 일 해주는 책과 영상이 있다는 건 평생 꿈도 못 꿔본 일입니다. 이젠 현실이 되었습니다. 꿈이 현실이 된 것입니다. 당신의 꿈은 무엇입니까?

　필라테스센터를 내가 처음 세울 때 만 해도 주변에 비슷한 센터가 없었습니다. 그래서 자신 있게 열었습니다. 시간이 흘러 점점 비슷한 곳이 늘어났습니다.

　내가 책을 써내려고 마음먹기 전엔 이렇게 생각했습니다.

　'기지개 필라테스 센터를 더 확장하자! 사람을 더 많이 받게 기구도 더 들여놓고 해보자!'

　그런데 내가 책을 쓰기 시작했을 무렵 근처에 정말 큰 대형 필라테스 센터가 생겼습니다. 너무 충격적이었습니다. 저 규모를 내가 이길 수 있을까 하는 생각이 들었습니다. 아내와도 많은 이야기를 한 끝에 깨달았습니다.

　"규모로만 싸워서는 끝이 없겠다. 우리는 우리의 브랜딩으로 승부하자. 다른 방식으로 해보자."

　그렇게 김유신 매뉴얼필라테스 책과 강연이 태어난 것입니다. 매뉴얼필라테스는 매뉴얼(수기마사지)와 필라테스가 접목된 방식으로 건강관리를 하는 것입니다. 일대일로도 다대일로도, 그리고 셀프로도 할 수 있도록 조취를 해놓았습니다. 이렇게 당신이 읽는 전국으로 나가는 책으로 매뉴얼필라테스협회에 대한 이야기와 고객에게 판매하는 교재와 온라인 강연까지 앞으로 더 많은 김유신의 제품들이 태어날 것입니다.

혹시 당신의 꿈도 성공이 아니었습니까?

내 꿈은 성공이었고 그 성공을 위해 실천력을 높이는 일을 계속 해왔습니다. 나는 실천을 잘 하는 사람입니다. 무엇을 하든 하루에 어떤 일을 한번 혹은 하나씩 해내는 사람입니다.

예전엔 하루 한번 필라테스를 실천했고 이젠 하루 한꼭지 책 쓰기를 실천합니다. 단순히 나만 누리는 것이 아닌 이 건강을 당신과 함께 누리고 싶기 때문입니다.

그럴듯한 규모가 아닌 제대로 된 한 사람 한 사람의 건강을 위해 김유신 기지개 척추학교와 김유신 매뉴얼 필라테스를 알리는 책을 매일 씁니다. 이것이 인생의 끝에서 해야할 일이었음을 이제 깨달았습니다.

당신도 어떤 누군가와 경쟁하고 있나요?

그 경쟁을 벗어나는 길이 있습니다.

당신만의 길을 개척하는 것입니다. 바로 내가 이 책으로 김유신 전용 고속도로를 개척한 것처럼 말입니다.

한국메뉴얼필라테스(KMPA)협회장 김유신 대표의 삶과 깨달음 제 43 장
당신도 책으로 리더의 위치에 서라

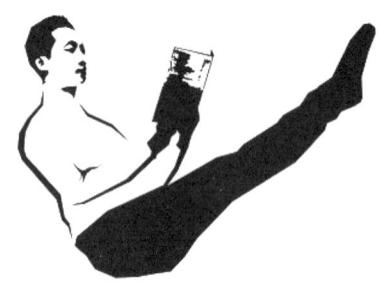

당신은 어떤 분야에서 어떤 일을 하고 있습니까?

난 스무살부터 대학진학이 아닌 사회로 뛰어들었습니다. 운동을 원래 많이 좋아해 합기도 체육관에서 사범을 하다가 수기 마사지 분야로 뛰어들었습니다.

배워가는 도중에 한 병원에 취업을 하여 그 곳에서 일을 시작했습니다. 그 곳에서 난 어린 나이지만 사회의 부조리함을 느꼈습니다.

내가 아무리 열심히 해도 통제권이 내게 없다고만 느껴졌습니

다. 그래서 무슨 일을 해도 한계를 느꼈습니다. 결국엔 내가 나와서 차려야 내가 통제를 하고 만나고 싶은 고객을 만날 수 있겠구나 하는 생각으로 조금의 경험을 쌓은 뒤 바로 기지개 센터를 시작했습니다.

간판도 달고 블로그도 하고 작지만 온라인 카페도 운영하며 이런 저런 정보도 모으고 사람도 모으며 기지개 필라테스 센터를 오랜 시간 운영했습니다.

내가 원했던 리더의 위치가 되었다고 생각했습니다. 하지만 정작 운영을 해보니 아직은 내가 원치 않는 고객도 찾아오는 걸 어쩔 수 없이 받는 내 모습, 단골이기 때문에 가격도 높이지 못하고 10년 전 가격을 그대로 받으면서 도움을 줄 수 밖에 없는 고객을 만나며 다시 한 번 한계를 느꼈습니다.

"좀 더 효율적인 운영방법은 없을까?"

아이들이 커가고 나도 나이가 들어가며 건강에 대한 관심도 커졌습니다. 지금은 내가 건강해서 직접 강의도 다 하지만 어느날 갑자기 무슨 일이 생길지 모를 일이었습니다.

사람의 앞일은 아무도 모릅니다. 또한 내가 어느 날 갑자기 모든 수업이 하기 싫어질 수도 있고요. 또 다른 한편에선 새로운 수업도 코칭도 열어보고 싶은데 시간이 없어서 하던 일만 계속 하는 나를 발견할 수 있습니다. 당신은 어떻습니까?

당신의 인생을 주도적으로 이끌어가고 있습니까?

아직 그렇지 못했다면 나를 찾아와 주도적인 책쓰기를 배우면 됩니다. 열정이 가득한 당신이 만사 제치고 해야할 일은 다른 것이 아닌 당신의 열정을 가득 담은 책부터 써내는 것입니다.

주도적인 인생, 리더가 되는 삶은 자영업 센터를 하나 연다고 되는 것이 아닙니다. 준비가 되어 있지 않으면 적자가 되고 더 힘들어집니다.

정말 백세 시대입니다. 당신은 백세 인생의 꿈이 있습니까?

내겐 꿈이 아주 많습니다. 그 중 하나는 50세가 되기 전 럭셔리한 1인검도장을 운영하는 것입니다. 내가 필라테스를 하다보니 필라테스 원리와 동작이 검도를 할 때 부상방지에도 검도실력 향상에도 좋다는 것을 알게 되었습니다. 그렇게 김유신의 검도필라테스가 태어났습니다.

그렇다면 어떻게 알려야 할까요?

예전의 나라면 블로그에 알렸을 것입니다. 물론 홍보엔 아주 좋습니다. 많은 사람들이 찾아와 한 번씩 들러보고 구경하고 또 그 중에 실천력이 좋은 사람들은 직접 실행에 옮기기도 할 것입니다.

그런데 하루에 만명 십만 명이 내 블로그에 들어와 검도필라테스를 배운다고 한들 정말 그것이 나 김유신이 원하는 걸까요? 당신은 어떻습니까?

대부분 검색을 통해 여기 뭐 있나 들어온 사람들은 둘 중 하나입니다. 그냥 한번 정말 호기심에 들어와 본 경우도 있고 또 어떤 경우엔 좀 더 배워보고 싶은데 어떻게 해야 하는지 모르는 경우도 있습니다.

후자의 경우에 해당되는 분들을 위해 내가 www.기지개.com에서 해당 강연 교재와 미디어를 만들어 서비스하고 있습니다. 단계별로 다양하게 세팅해놓았습니다. 난 이렇게 김유신 스타일의 필라테스 협회를 운영해 전국과 세계에 김유신의 얼굴과 이름을 알리고 도움을 드리기 위해 준비했습니다.

이것이 바로 진짜 리더의 위치에 서는 지름길이었습니다. 스펙이 뛰어나지 않아도 사업은 강한 실천력으로 가능한 일입니다. 당신도 내게 배우면 나보다 더 잘하게 될 것입니다.

지금 바로 주도적 책 쓰기를 배우고 싶다면 나 김유신을 찾아오십시오. 010.9122.2131로 '김유신 대표님, 저도 책쓰기로 리더의 위치에 서고 싶습니다. 책쓰기 코칭에 등록합니다.'라고 문자를 보내십시오.

내가 당신에게 딱 맞는 상담과 코칭을 안내해줄 것입니다. 이런 기회는 쉽게 오지 않습니다.

스펙의 끝은 결국 은퇴입니다.

은퇴 후 해야 할 일을 알고 싶다면, 진짜 성공의 길을 깨닫고 싶다면 지금 바로 움직이면 됩니다.

당신은 성공자입니다.

한국메뉴얼필라테스(KMPA)협회장 김유신 대표의 삶과 깨달음 - 건강법 편

[건강법 실기 1] 호흡법

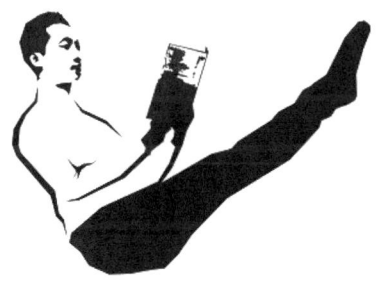

사람들에게 운동중에 호흡을 가르치다 보면 멀쩡하게 잘 하던 숨쉬기를 버벅거리면서 긴장한다. 왜 그럴까?

또한 건강관련 운동법에서 호흡의 비중을 크게 다뤄서인지 여기저기서 호흡에 대한 이야기를 많이 하지만 정확한 동작을 배운다는 것이 쉽지는 않다.

물론 건강관리에서 호흡의 중요성을 강조하는 것은 긍정적인 일이며 반드시 필요한 일이다.

하지만 대부분의 사람들이 호흡에 대해 기초 지식이 없고 실제

호흡 트레이닝시에 긴장을 하고 편안한 호흡을 못한다.

호흡이라는 것은 살아있는 동안 의식하지 않아도 자동적으로 들숨과 날숨이 반복되면서 순환을 하게 되어 있다.

즉, 호흡운동은 자율신경에 의한 오토 프로그램이다. 그런데 의식해서 호흡을 하려는 순간 들숨에 작용하는 근육과 날숨에 작용하는 근육에 명령이 들어가면서 근신경계의 반응이 헛갈리고 느린 것이다. 마치 스윙이 자동화 되어 있는 탁구선수에게 농구를 시키는 것처럼 어색한 상황이 나오게 된다.

일반인들은 작고 얕은 호흡에 익숙해져 있다.

어느 날 운동을 하기 위해서 크고 깊은 호흡을 할 때 근신경이 원활하게 작동해 주면 좋은데 익숙하지 않아 신경계가 말을 듣지 않는다.

그래서 불필요한 긴장을 하거나 심하게는 숨을 참으면서 운동을 하게 된다. 회원들에게 호흡시에 가장 강조하는 주의사항은 되도록 숨을 참지 말라는 것이다.

운동중에 숨을 참게 되면 뇌 산소 부족으로 어지러울 수도 있고 여러 후유증이 생길 수 있다. 버틸만 하고 훈련되어진 복부가 아니라면 갑작스런 복압의 상승은 혈압을 상승시켜 특히 목, 어깨가 긴장하게 된다.

좋은 호흡은 불필요한 긴장을 풀고 내 몸이 알아서 상황에 맞게 움직이는 호흡이다. 대부분의 사람들이 만성적으로 호흡기능 부전을 가지고 있다고 한다.

그것은 얕고 짧은 호흡의 패턴만 계속 사용하다 보니 깊은 호흡 근육들의 기능이 퇴행한 것이다.

따라서 건강의 기본 핵심은 호흡부터 살피는 것이고 기능이 떨어진 호흡 근육들을 활성화 시켜 원활한 산소공급이 이루어지도록 해야 한다.

호흡의 목적은 생명유지다. 물을 끊거나 단식을 해도 사람의 생명은 어느 정도 또는 놀라울 정도로 오래 버틸 수 있다. 하지만 숨을 몇 분 동안 못 쉬게 하면 바로 목숨이 위태로워진다.

어릴 때는 몸의 긴장도 별로 없고 호흡을 하는 근육도 잘 움직이기 때문에 그 유명한 복식호흡을 배우지 않아도 잘 한다. 배가 볼록 볼록 하면서 깊은 호흡을 하는데 그것은 산소가 잘 공급되고 이산화탄소가 잘 배출된다는 말이고 세포 구석구석 에너지가 잘 쓰이게 되며 대사과정이 원활해서 어른들에 비해 회복도 빠르고 건강하다는 뜻이다.

점점 어른이 되면서 다양한 스트레스에 몸은 굳어지고 호흡에 쓰이는 근육도 제기능을 못하게 된다.

따라서 필요한 산소량은 충분히 공급되지 못하고 독소는 차곡차곡 쌓이게 된다.

생명은 유지하더라도 건강 상태는? 상식적으로 생각해 봐도 좋을리가 없지 않을까? 호흡기능부전으로 요통등을 포함한 여러 근골격계 통증이나 질병에 노출된다고 여러 학자들이 연구 발표를 하고 있다.

그래서 각종 메스컴과 여러 채널을 통해서 자주 호흡법, 특히 복식호흡의 중요성과 효과에 대해서 말들을 많이 한다. 하지만 복식호흡에 대한 개념이 모호해서 많이들 헷갈려 하는 것 같다. 그러다 보니 실천력도 떨어지고 잘못된 방법으로 오히려 몸을 긴장시키기도 한다.

지금부터 호흡법에 대해서 설명할 텐데 먼저 복식호흡, 횡격막호흡, 흉곽호흡을 다루도록 하겠다.

호흡을 한다. 라는 것은 근육을 움직이는 것이다.

첫 번째 메인 근육이 횡격막이고 두 번째가 늑간근이다. 흡기에서 횡격막이 내려가면서 폐 아래 부분을 당기게 되고 폐가 확장되고 산소가 유입된다.

그 때 복부에 집중해서 배가 불러지는 호흡이 바로 복식호흡이 된다.

그리고 불러오는 배를 움직이지 않도록 제한하고 숨을 쉬는 방법이 있는데, 필라테스에서 많이 쓰이는 갈비뼈(흉곽)호흡, 즉 횡격막이 잘 내려오도록 갈비뼈를 확장하게 만드는 호흡이다.

흉곽 호흡을 필라테스에서 자주 쓰는 이유는 운동중에 복부가 흔들리면 동작의 안정성이 떨어지기 때문이다.

정리하자면 호흡시에 복부에 집중해서 횡격막의 수직 상하운동이 잘 되도록 하는 방법이 복식호흡이며 복부를 최대한 평평한 상태로 두고 갈비뼈의 확장을 유도해서 횡격막의 상하 운동으로 산소를 공급 받는 방법을 갈비뼈(흉곽) 호흡이다.

[필라테스 기본자세]

Relax position (이완 자세) - 양 무릎 굴곡 각도를 30~40도로 하고 바닥에 머리, 등, 골반, 발바닥을 대고 눕는다. 양 팔은 옆구리에 붙이듯 반듯하게 펴고 손바닥은 바닥에 댄다.

누운 자세에서 시산과 얼굴면은 자신의 배꼽을 관통하는 중력선의 천장을 향한다. 눈동자가 내리는 것을 주의하고 얼굴면을 함께 내려서 턱이 들리는 것을 방지한다.

처음엔 어색하겠지만 그 어색함이 익숙해질때까지 수련한다. 턱이 너무 들리거나 목, 어깨 긴장이 풀리지 않는다면 타올을 접어 받치거나 패드를 댄다. 등 굽음이 심하거나 심부 목이 약하다면 턱이 들리는 현상은 불가피할 것이다. 도구를 이용하거나 포지션을 바꾸는 등의 응용자세가 필요한 사람들이다.

복식호흡)

흡기 - 양무릎을 세워 편하게 누운 자세에서 코로 숨을 마신다. 손은 복부에 대고 숨을 들이마실 때 복부가 불러지고 확장되는 것을 느낀다.

호기 - 배꼽을 척추쪽으로 부드럽게 당기는 힘을 쓰면서 숨을 입으로 길게 내쉰다. 이 때 갈비뼈가 모아지게 하면 복부의 수축력이 더 강해진다

흉곽호흡)

흡기 - 양무릎을 세워 편하게 누운 자세에서 코로 숨을 마신다. 손은 갈비뼈 부위에 대고 흉곽의 움직임을 관찰한다. 숨을 들이마시게 되면 갈비뼈가 확장되게 하고 상대적으로 복부는 평평하게 유지시킨다. 호기 - 배꼽을 척추쪽으로 부드럽게 당기는 힘을 쓰면서 숨을 입으로 길게 내쉰다. 벌어진 갈비뼈를 모으는데 조금 더 집중한다.

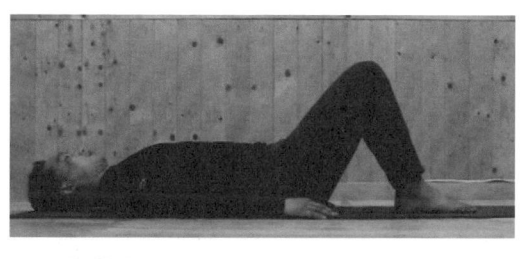

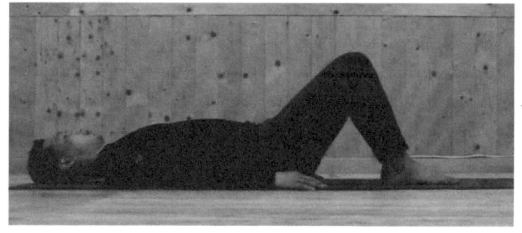

　복식호흡을 하게 되면 복부의 펌핑으로 횡경막의 움직임을 유도하고 흉곽호흡을 하게 되면 갈비뼈의 확장으로 횡경막의 수직 상하 운동을 시킨다. 결국 폐의 산소유입량을 늘리는데 있어서 복부를 이용한 것이냐? 갈비뼈를 이용할 것이냐? 이며 동시에 같이 쓰기도 한다. 목적은 최대 산소량 섭취와 이산화탄소 배출의 원활함이다.

　따라서 일상생활이나 운동 중에 우리 몸 구석구석에 산소가 많이 있는 피를 잘 공급하고 독소를 잘 배출하기 위함이다.

한국메뉴얼필라테스(KMPA)협회장 김유신 대표의 삶과 깨달음 - 건강법 편

[건강법 실기 2] 골반 운동

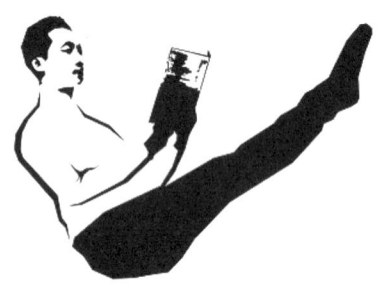

신체의 중심을 골반이라고 했을 때 이견은 없을 것이다. 따라서 구조적 위치나 기능적으로 골반의 역할은 중요하다. 실제로 골반이 제 기능을 못했을 때 오는 불편함은 허리 통증을 비롯한 각종 골반 주변의 뻐근함과 괴로움이다.

골반 중심 잡기 실기)

먼저 골반의 중심(중립)을 인지시킨다. 골반 전상장골극(asis)

을 양손 바닥, 수근 부위에 대고 양손가락의 첨부를 치골에 대었을 때 생기는 손바닥면과 지면 바닥의 선이 서로 평행선을 달려야 한다. 그것이 바로 골반의 중립상태를 인지하는 방법이다.

하부 늑골이 닿아있는 느낌과 천골이 닿아있는 느낌으로 허리는 바닥에서 살짝 들려있는 상태가 또한 골반의 중립이다. 하지만 각 사람의 체형에 따라 골반의 중립위치는 조금씩 다를 수 있으며 그 중립을 인지시켜주는 방법도 다양하겠다.

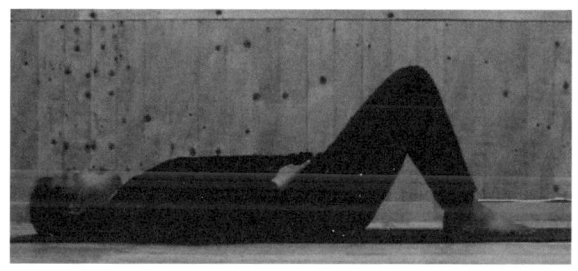

골반시계 동작실기)

골반댄스, 골반 전후경 운동, 골반 움직임 등의 다양한 이름으로 불려지고 또한 운동시킨다. 이 동작은 골반의 위치를 인지시키는데 필요하고 골반 허리의 유연성, 즉 가동성을 증가시키는데 효과가 뛰어나다. 또한 동작과 호흡을 크고 깊게 일치시킨다면 호흡력도 좋아지고 골반의 움직임도 향상된다.

1. 들숨 : 준비 상태. 중립을 유지한다.
2. 날숨 : 골반을 머리쪽으로 기울인다. 그 때 허리가 부드럽게 바닥을 누르게 된다. 골반의 움직임에 연결된 허리의 움직임이 일어나는 것이다.
3. 배꼽이 허리 바닥을 누르듯이 날숨에 당겨지면 코어를 활성화 시킬 수 있다.
4. 들숨 : 준비 상태. 골반 중립으로 돌아온다.
5. 날숨 : 2번 날숨의 동작을 반복한다. 골반의 후경을 12시, 또한 임프린트(imprint)라고 부른다.
6. 들숨 : 준비 상태. 골반 중립

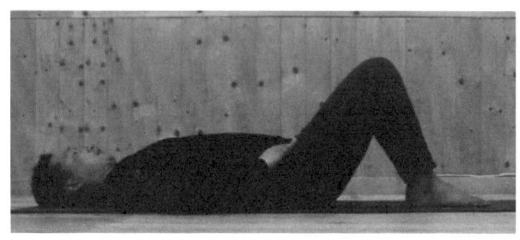

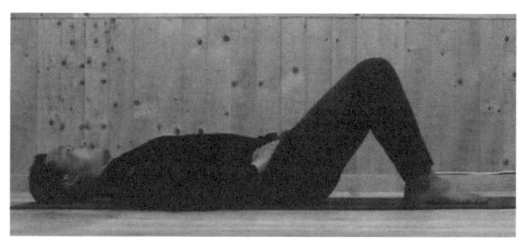

　골반 척추 중립과 골반의 12시 방향의 움직임만 동작 실기를 설명하였다. 골반 시계 동작은 모든 방향으로의 움직임이 가능하도록 디자인 되어 있지만 대부분의 사람들이 골반의 중립과 12시 (후경) 동작도 잘 되지 않는다.

　따라서 본 교재에 올라와 있는 동작만이라도 열심히 한다면 골반과 허리가 부드러워 질 것이고 나중에 골반 시계 전체 동작을 할 때도 쉬워진다.

한국메뉴얼필라테스(KMPA)협회장 김유신 대표의 삶과 깨달음 - 건강법 편

[건강법 실기 3] 견갑골 운동

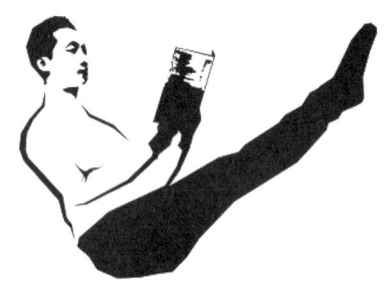

견갑골의 움직임을 통해서 어깨의 위치를 바로잡고 강한 어깨를 만드는 토대를 형성한다. 견갑골의 운동성을 6가지로 표현 할 때 상승, 하강, 내밈, 당김, 상방회전, 하방회전이 있다.

동작순서)

1. 상승/하강 - 견갑골을 마시는 숨에 으쓱하듯이 올린다. 내쉬는 숨에 이완하며 어깨(날개뼈)를 내린다.

2. 내밈/당김 - 눕거나 서서 양 팔을 앞으로 뻗는다. 마시는 숨

에 팔이 길어지듯이 날개뼈를 내밀고 내쉬는 숨에 중립을 지나 날개뼈가 척추 중앙으로 모아지듯이 당긴다.

3. 상방/하방회전 – 마시는 숨에 만세를 하면 견갑골의 하각이 올라가듯이 회전하고 내쉬는 숨에 차렷자세로 돌아오면 견갑하각이 아래로 회전하듯이 내려온다.

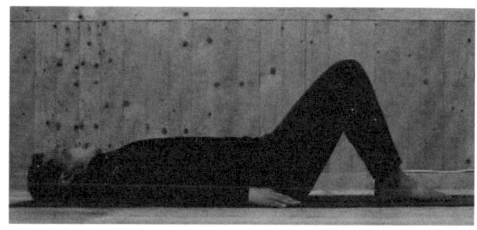

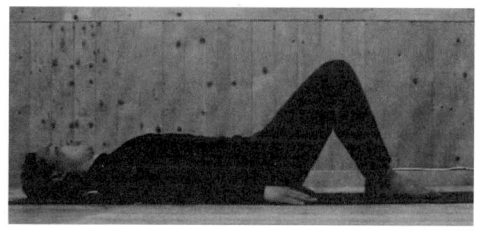

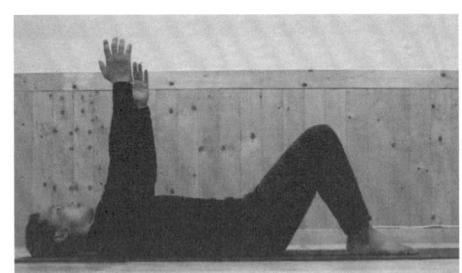

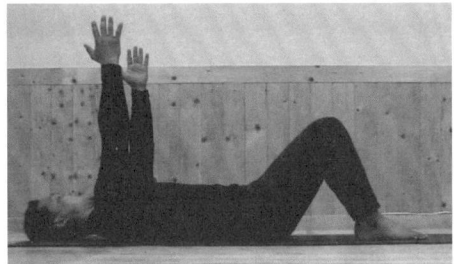

한국메뉴얼필라테스(KMPA)협회장 김유신 대표의 삶과 깨달음 – 건강법 편

[건강법 실기 4] 척추 운동

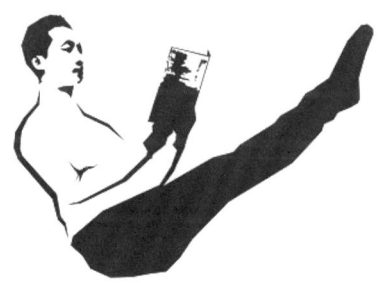

모든 관절이 마찬가지지만 특히나 척추는 잘 구부러지고 잘 펴지는 기능을 해야 건강한 척추라고 할 수 있겠다. 척추에서 내장기로 신경이 들어가고 또, 근육을 지배하는 신경이 나간다. 그렇다면 척추를 부드럽게 하는 것이 얼마나 중요한지 알 것이다. 동작 실기를 보자.

동작 순서)

1. 편안하게 앉아서 척추를 반듯하게 세운다.

2. 내쉬는 숨에 머리부터 목으로 천천히 척추를 구부리는데 연

속된 동작이 허리(요추)까지 이어지도록 한다.

3. C커브로 척추가 웅크리듯이 구부러졌다면 그 정점에서 깊이 숨을 마시고 준비하여 내쉬는 숨에 허리부터 등, 목을 지나 머리꼭대기까지 순차적으로 펴면 된다.

4. 서서 척추를 구부리는 동작을 해도 방법은 동일하다.

5. 내쉬는 숨에 구부려 내려가고 정점에서 다시 마셔주고 내쉬는 숨으로 척추를 세워 기립하면 된다.

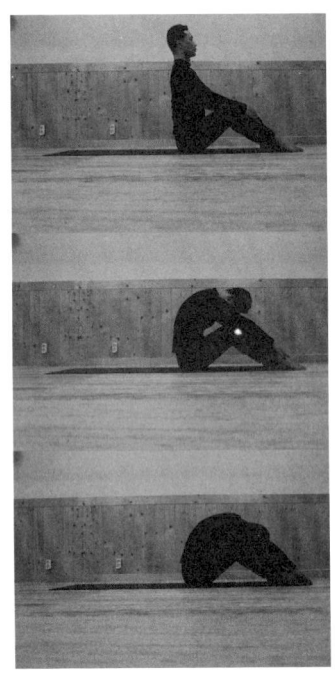

한국메뉴얼필라테스(KMPA)협회장 김유신 대표의 삶과 깨달음 - 건강법 편

[건강법 실기 5] 헌드레드

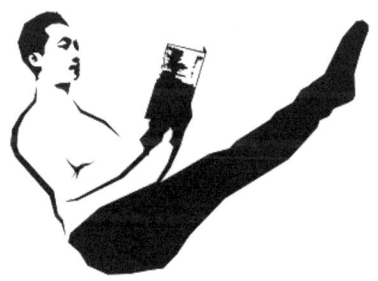

복부 운동의 시작과 끝이라고 해도 과언이 아닐 정도로 개인적으론 매트 운동의 50프로 이상의 비중을 차지한다고 생각한다.

복부의 강화 뿐만 아니라 목의 강화와 호흡능력을 상승시키고 곧게 뻗은 팔다리의 탄탄함까지 만들 수 있다. 그리고 운동을 꾸준히 하고 있는지 그렇지 않은지에 대한 테스트가 될 수 있으며 기초 운동능력까지 평가할 수 있다.

매일 1분 헌드레드를 꾸준히 실천해 보라. 강력한 허리는 물론이고 산소공급이 많아지며 정신이 맑아지고 기분이 좋아진다!

동작순서)

준비자세 - 릴렉스 포지션(누워서 무릎 구부려 세워 팔을 나란히 바닥에 내려 놓음)

1. 중립 골반에서 내쉬는 숨에 골반을 후경 시킨다. (골반이 뒤로 기울어지고 허리가 바닥에 닿는다.) 필라테스 용어로는 imprint 라고 한다. 주의 할 점은 엉덩이 힘을 강하게 쓰면서 골반을 후경 시킬려고만 하지 말아야 한다.

부드러운 호흡으로 배꼽을 살짝 당기면서 허리를 바닥에 닿게 하려는 시도를 하는 것이 목, 어깨의 보상적 긴장을 방지할 수 있다.

2. 무릎을 90도로 접으면서 한 발씩, 두발 모두 올려서 table top 자세를 만든다. (엉덩관절 90도, 무릎 90도, 발등은 폄)

3. 들숨에 준비하고 날숨에 머리, 상체, 팔이 올라오고 동시에 발을 바닥에서 대각선으로 뻗는다.

4. 들어 올린 팔을 20cm 내외로 상승하강 펌핑을 하는데 마시는 숨을 5회 끊으면서 동작(펌핑)을 5회하고 내쉬는 숨을 5회 끊으면서 팔 동작을 5회한다. (흡, 흡, 흡, 흡, 흡 / 후, 후, 후, 후, 후) 흡기 5회, 호기 5회를 1세트로 10세트를 하면 팔의 펌핑 동작이 100번이 된다.

그렇게 헌드레드 동작이 끝나는데 컨디션에 따라 10번도 괜찮고 1000번의 도전도 괜찮다. 단 무리함이 없는 동작이 기본이다.

6. 5회씩 호흡을 끊어서 하는 것과 동작을 5회씩 펌핑하는 것이 어려우면 2회씩 시작했다가 호흡과 동작이 익숙해지면 횟수를 늘려간다.

7. 헌드레드 동작이 끝나면 들숨에 다시 테이블 탑 자세를 잡는다.

8. 테이블 탑에서 상체, 머리, 팔을 동시에 날숨에 내려놓고 한 발씩 양쪽 발 모두 내려 놓는다.

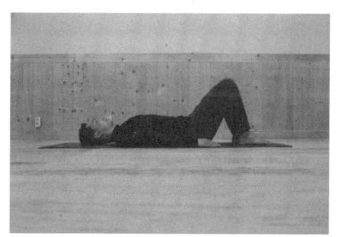

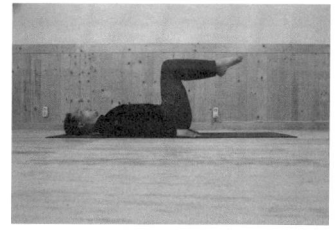 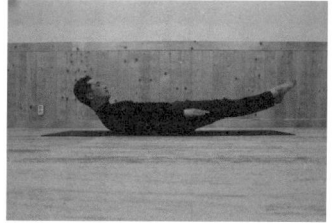

한국메뉴얼필라테스(KMPA)협회장 김유신 대표의 삶과 깨달음 – 건강법 편

[건강법 실기 6] 롤링

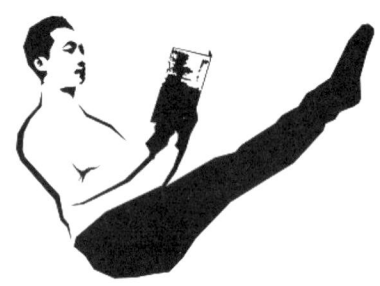

1. 편안하게 앉은 상태에서 한 발씩 들어올려 양발을 양손으로 잡는다.

2. 전체적인 모습은 마치 커다란 짐볼같은 모양이 되고 엉덩이 또는 천골로 균형을 잡는다.

3. 들숨에 뒤로 구르는데 천골이 바닥에 닿고 순서대로 척추가 하나씩 바닥을 누르듯이 닿는다.

4. 머리는 닿지 않게 해서 뒤로 구르고 날숨에 반대 순서로 올라와서 천골로 균형을 잡는다.

5. 원하는 횟수만큼 반복하며 척추를 마사지하고 척추관절을 부드럽게 하고 균형감각을 향상시킨다.

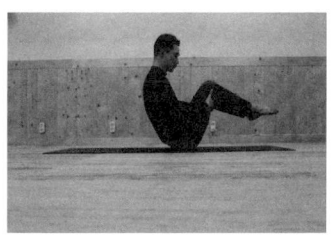

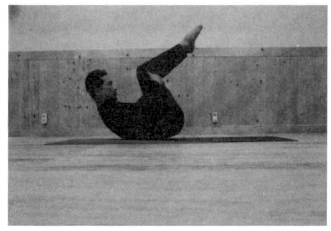

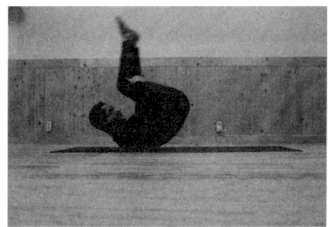

한국메뉴얼필라테스(KMPA)협회장 김유신 대표의 삶과 깨달음 - 건강법 편

[건강법 실기 7] 사이드 레그 리프트

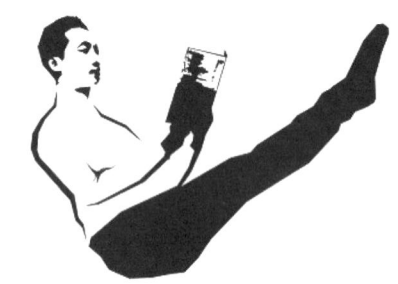

동작 순서)

1. 일직선이 되게 해서 옆으로 눕는다.

2. 팔꿈치를 바닥에 대서 손으로 머리를 받힌다.

3. 양발목은 아킬레스 건이 늘어나도록 당겨서 가지런히 위치시킨다.

4. 들숨에 준비하고 날숨에 한발을 무릎을 편 상태로 골반 높이 이상 들어올린다.

5. 들숨에 다시 원위치로 내려온다.

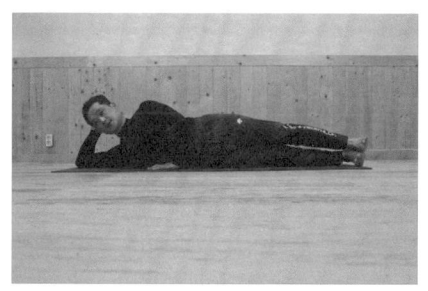

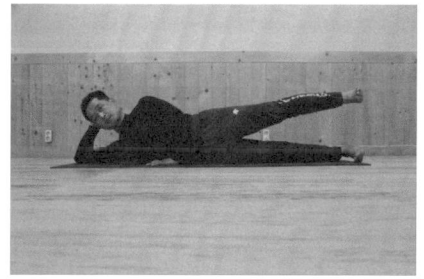

한국메뉴얼필라테스(KMPA)협회장 김유신 대표의 삶과 깨달음 - 건강법 편
[건강법 실기 8] 스완(Swan) 자세

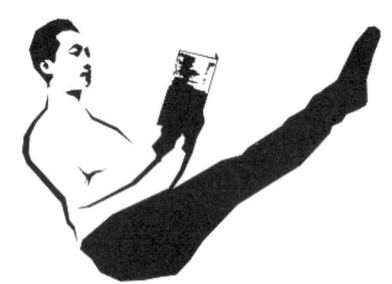

동작 순서)

1. 엎드려서 귀 옆 라인 바닥에 손바닥을 위치시킨다.

2. 들숨에 머리부터 들어올리면서 손바닥을 밀면서 상체까지 올린다.

3. 날숨에 팔꿈치를 바닥에 대기 시작하면서 배를 바닥에 붙이고 상체와 머리를 순서대로 내려놓는다.

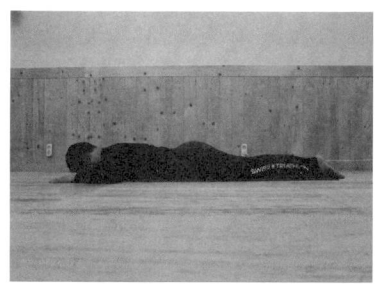

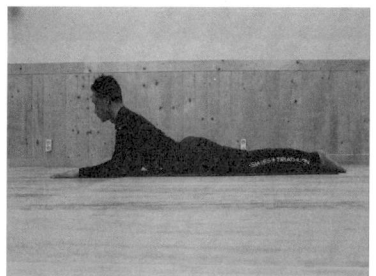

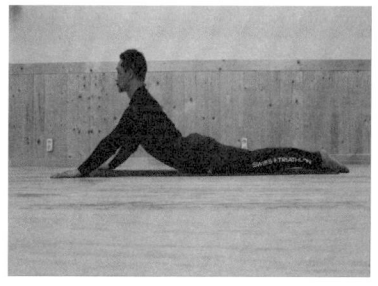

[맺음말]
변화를 원하면서 변화하지 않는 인생

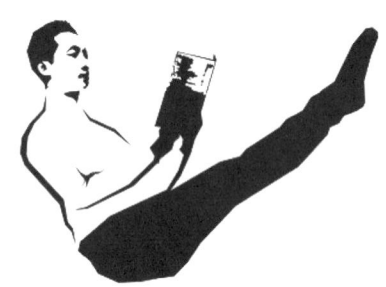

변화를 원하면서 변하지 않는 인생.
혹시 당신의 이야긴 아닌가요?

당신의 인생은 어떻습니까? 행복한 일상인가요? 나는 내 인생에 주어진 모든 것들을 감사하려고 합니다.

그러나 스스로의 안일함과 게으름으로 만들어진 결과에 대해서는 책임감을 갖습니다. 그 이유는 따지고 보면 누구도 탓 할 수 없는 나의 문제이기 때문입니다.

출생에서부터 초반부의 삶은 내가 어쩌지 못하는 것들이 많지만 시간이 지날수록 많은 결과들이 과정에 충실하지 못했음을 말해 줍니다.

타고난 머리가 없었으면 노력은 했는가?
가난한 환경인데 경제관념이 있었는가?
건강하지 못했다면 건강관리를 위한 실천을 했는가?
대기업에 들어가지 못했다면 자기계발은 했는가?
잘생기지 않았다면 내면을 가꾸었는가?

그 어떤 질문에도 핑계라는 오답 말고는 떳떳한 것이 없음을 고백합니다. 나는 그런 사람이었고 그렇게 살아왔으며 인생의 전환점이 되는 대오각성과 처절한 노력같은 것은 없었습니다.

삶의 작은 변화들이 모여 지금의 내가 있었노라고 말한다면 참으로 우스운 이야기가 될 것입니다. 여기까지 인도하신 하나님의 은혜가 있었기에 모든 것은 가능했고 가정을 이루고 행복하게 살고 있는 것입니다.

많은 사람들처럼 나 또한 그동안 만족하지 못했던 환경을 바꾸고 싶었고 소위 더 잘나가는 인생을 꿈꾸었습니다. 하지만 단순하고 간단한 삶의 지혜들도 실천하지 못하는 것을 보고 사람이 쉽게 변하지 않는다는 사실을 깨달았습니다.

대부분의 성공자들은 우리가 알던 모르던 간에 성공을 위한 어떤 행동들을 꾸준하게 했던 사람들입니다. 그러나 많은 평범한 사람들은 무척이나 성공한 인생으로의 변화를 추구하지만 삶의 어떤 모습도 바꾸지 않습니다.

뭡니까? 이건 말이 되지 않고 이미 답이 정해져 있는 것 아닙니까?

하지만 나는 이제 변했습니다. 더 이상 자기계발 서적에 감동하고 그 즉시 나태한 삶으로 돌아가는 사이클은 없습니다.

내가 나의 첫 책 '김유신 매뉴얼 필라테스'의 한 꼭지글을 완성하는 순간 다람쥐 쳇바퀴는 부서졌고 파편조차 남지 않았습니다.

이젠 내 이야기로 깨닫고 실천합니다. 하나님이 주신 지혜로 더 큰 깨달음을 끄집어내서 나를 변화시킵니다. 나의 깨달음이 나를 이끌고 나를 더 가치 있게 만들고 예수그리스도의 향기를 전하게 됩니다.

그 사실을 확신해 가며 더 성장하고 발전합니다.

왜냐구요? 더 많은 사람들에게 유익을 전하기 위해서입니다.

당신도 당신의 삶을 바꾸고 싶습니까?

내가 그 비법을 알려주겠습니다.

첫째, 예수님을 만나십시오.

둘째, 당신의 삶과 깨달음을 책으로 쓰겠다고 결심하십시오.

셋째, 결심한대로 행동하십시오.

시대가 아무리 바뀌어도 여러 의미의 성공자의 비율과 부자의 비율은 똑같다고 합니다.

왜 그럴까요?

확신을 갖고 실천하는 사람은 극히 희박하기 때문입니다.

나는 믿습니다.

당신이 그 사람임을 믿습니다.

감사합니다.

그리고 기대됩니다.

하나님의 큰 기업가

김 유 신.

김유신 매뉴얼 필라테스

초판 1쇄 인쇄 | 2018년 5월 10일
초판 1쇄 발행 | 2018년 5월 24일

지은이 | 김유신
발행인 | 제갈소남
발행처 | 기지개미디어
등록일 | 2018년 1월 31일
주소 | 광주광역시 서구 풍암운리로41번길 6, 1층 필라테스기지개 (풍암동)
전화 | 010-9222-2131
메일 | winghundred@naver.com

본 제작물의 저작권은 '기지개미디어'가 소유하고 있습니다.
저작권법에 의하여 한국 내에서 보호를 받는 저작물이므로
무단 전재와 무단 복제를 금합니다.

ISBN 979-11-963773-0-4

책값 2만 원